세계적인 기적의 건강법 니시의학의 진수

- 발은 전신의 건강을 좌우 한다!

씬디의 니시의학-발건강편

발은 건강의 기본

저자 ; 니시 가쯔조 역자 ; 한유나

아트하우스출판사

단순한 발의 고장은 그 사람의 체모, 체질, 직업, 환경 및 생활에 의해 갖가지 질병으로 발전해 가는 것이다. 발을 고치는 일이 가능하면 즉, 의학에서 **발을 정상으로 만드는 방법이 있기만 하면 만병을 예방할 수도 치료할 수도 있는 것이다.** -본문 중에서

씬디의 니시의학-발건강편

발은 건강의 기본

초판 발행일 ; 2019년 9월 20일

저자 : 니시 가쯔조
역자 : 한유나

발행인 : 채말녀
편집인 : 한유나, 김수경
출판사 : 도서출판 아트하우스
주   소 : 서울 성북구 보문로 34 다길 56, 동선동 3가
본   사 : TEL ; (02) 921-7836
        FAX ; (02) 928-7836
        E-mail ; bestdrq@empal.com

정 가 : 16,000원

ISBN : 979-11-6208-035-1(13510)

[CIP 제어번호; CIP2019012881]

* 잘못 제본된 책은 교환해드립니다.
* 내용을 무단, 복제 및 발췌하는 행위는 저작권법에 저촉됩니다.
* 니시의학의 판권의 소유권은 역자에게 있습니다.

씬디의 니시의학 -발건강편 [발은 건강의 기본]

〈니시 건강법의 개요〉

세계적으로 선풍을 일으키고 있는 니시건강법은 일본의 자연의학자 니시 가쯔조[1884~1959]에 의해 창안된 것이다. 그는 16세에 감기와 만성설사로 20세를 못넘길 것이라는 진단을 받은 후 의사가 반드시 끓인 물과 엽차를 마시라고 했음에도 불구하고 우물물을 조금씩 늘려 마셨더니, 만성 설사가 씻은 듯이 낫게 되었고, 몸에 두껍게 옷을 입으라고 했음에도 얇은 옷을 입고, 이불을 쓰고 땀을 흘렸더니 괴롭히던 감기가 완치되었다.

그는 자신이 체험한 건강법(니시 건강법)을 창안하여 세계적인 기적의 건강법으로 인기를 모으고, 현재 우리나라에서도 많은 암환자를 비롯해 건강을 회복하려는 사람들에게 희망을 주고 있다. 이 니시건강법은 처음에 의사들의 부정적 견해에 직면했으나 많은 사람들이 효과를 보고, 최상의 건강법으로 인정되고 일본이 최장수국이 된 이유 중 하나도 니시건강법이라고 한다.

그는 온몸에 피를 보내는 것은 심장이지만 모세혈관 흡인력과 글로뮈의 역할을 더 강조했다. 니시건강법이란 신체에 이상 증세를 질병으로 보지 않고, 치유 과정으로 본다는 점에서 나온 것이다. 예를 들어, 사람이 독극물을 먹었을 때 구토를 하게 되는 것은 독극물을 빨리 토해내기 위한 정화 현상이라는 것이다.

목차 | CONTENTS

씬디의 니시의학 - 발건강편 [발은 건강의 기본]

역자서문 l Prologue /8p

저자서문 l 사지는 신체 전체이고 발은 건강의 기본이다 /10p

PART1. 사대원칙의 사지론(四肢論)

제 1장 발 연구의 단서
1. 발의 연구 /12p
2. 의학계에서 무시된 하지(下枝) /14p

제 2장 생물에 대한 중력의 영향
1. 원시동물과 중력 /16p
2. 육서(陸棲)동물의 진화 /17p
3. 나무위의 생활과 중력 /19p
4. 지상생활과 중력 /21p

제 3장 발의 해부와 생리
1. 발과 다리의 골격 /24p
2. 발의 관절 /29p
3. 발과 다리의 근육 /32p
4. 발의 신경, 맥관, 인대, 근막 /35p
5. 발의 종궁과 횡궁 /39p
6. 체중 지보의 중점은 어디인가? /41p
7. 발의 궁과 근육 /42p
8. 발의 내측의 선 /44p
9. 발의 운동과 근육 및 관절 /45p

제 4장 동서양의 족상(足相)
1. 과학으로서의 족상 /47p
2. 하지와 피하출혈 /48p
3. 발밑의 먹물찍기 /49p

    4. 발가락의 무늬 /50p
    5. 발밑의 무늬 모양 / 50p
    6. 동양의 족상 /52p

제 5장 발과 생체와의 관계
    1. 4대 원칙과 발 /53p
    2. 발의 손상과 질병과의 관계문헌 /54p
    3. 발의 장해와 신경반사(神經反射)경로 /56p
    4. 쇼올의 설 /58p
    5. 뉴쯔엄의 설 /59p
    6. 위클러의 설 /60p
    7. 발과 민간요법 /62p
        (1)발과 뜸 (2)발과 지압 (3) 발밑과 바르는 약
    8. 발과 생체 /64p
        (1) 지인(至人)은 뒤꿈치로 숨을 쉼 (2) 발과 폐결핵 (3) 발과 심장 (4) 은다리는 정맥관 왼쪽다리는 동맥관 (5) 발과 간장 (6) 발과 변비 (7) 코의 고장은 발에서부터 고친다 (8) 다리와 눈 (9) 발과 합리적 강정법 (10) 입덧은 네발걷기로 낫는다 (11) 네발동물은 일선(一線), 두발동물은 일점(一點)

제 6장 발의 장해
    1. 절름발이(跛行) /70p
    2. X 자 다리와 O자 다리 /71p
    3. 발과 발가락의 기형 /72p
    4. 발 및 발가락의 연축 /73p
    5. 편평족 /75p
        (1)편평족의 원인 (2) 여러 가지의 편평족
    6. 쭈그린발, 말굽발, 뒤꿈치발, 오목발 /78p
    7. 발관절의 삠(捻挫), 탈구, 골체, 취약증 /80p
    8. 발의 관절염과 건초염 /81p
    9. 발의 종양과 궤양 /83p
    10. 발의 정맥과 동맥의 장해 /84p
    11. 발과 호르몬 및 비타민 /85p
    12. 족피의 장해 /87p
        (1) 뒤꿈치의 피부와 못 (2) 습진 (3) 인설진 (4) 낭창 (5) 동상과 동창(凍瘡)
    13. 발톱의 기형과 질병과의 관계 /91p

제 7장 신발
   1. 고대의 신발 /93p
   2. 잃어져 가는 왜짚신의 효용 /94p
   3. 적당한 구두의 선정 /96p
   4. 구두가죽의 종류와 고무바닥 /97p
   5. 양말과 버선 /99p
   6. 어린이 구두에 대한 주의 /100p
   7. 기성화와 인공 척궁화(蹠弓靴) /101p
   8. 신발과 질병 /102p

제 8장 사지의 운동법과 치료법
   1. 족탕법 /103p
   2. 각탕법 /104p
   3. 40분 각탕법 /106p
   4. 각대 요법 /107p
   5. 각반 요법 /108p
   6. 각력법과 완력법 /109p
   7. 발의 상하 운동과 부채꼴 운동 /110p
   8. 발에 의한 각종 운동법 /111p
      (1) 혈관 운전법 (2)발에 의한 심장운동법 (3)발에 의한 신장 운동법 (4)발의 T자 운동법
   9. 하지 유연법 /112p
      (1) 뒷면 펴기 운동 (2) 바깥쪽면 펴기 운동
  10. 각유법 /113p
  11. 고전법 /113p
  12. 물구나무 서기 /114p
  13. 모래사장 걷기 /115p
  14. 야뇨증의 구보요법 /116p
  15. 과잉 당분, 알코올 연소 구보요법 /117p
  16. 질병 회복기의 보행법 /118p
  17. 사지의 마자 운동 /120p

PART 2. 발은 건강의 기본

   1. 발은 인간의 기초 /122p
   2. 발에 걸리는 힘의 증가 /123p

3. 발에 걸리는 힘의 계산 /124p
4. 발에 걸리는 힘의 분석 /125p
5. 발의 고장 /128p
6. 네발 동물의 발 /129p
7. 좌우 어느 쪽에 고장이 생기는가? /130p
8. 발의 고장은 신장, 심장 및 혈관에 장해를 일으킨다 /131p
9. 발에 관한 여러 가지 연구 /138p
10. 발의 고장은 전신으로 미친다 /140p
11. 발과 신체 각부와의 관계 /143p
12. 사생에 관하여 /148p
13. 발의 구조는 섬세하여 고장을 일으키기 쉽다 /150p
14. 발의 경미한 고장을 등한히 하지 말라 /150p
15. 발의 고장과 다른 여러 병과의 관련 /151p
16. 족궁의 결함 또는 수하(垂下) /152p
17. 발바닥을 먹물로 찍어 둘 것 /152p
18. 발의 모관에는 테가 필요 /154p
19. 발의 장해에 대한 쇼올씨의 교정법 /155p
20. 트루에타박사(Dr. Josep Trueta)의 소설 /156p
21. 발의 구조 /159p
22. 정상적인 발 /163p
23. 발을 침범하는 양대 질환 /169p
24. 질병은 약점에 집중한다 /172p
25. 건강은 심신의 균제에 있다 /173p
26. 강점이 약점 /175p
27. 사람의 강약은 체모로 안다 /175p
28. 고장 발생의 역학적 해설 /178p
29. 유슈불부(流水不腐) /181p
30. 발은 건강의 기본 /182p
    <니시의학의 구조>

부록

1. 발의 고장의 진단 방법 /184p
2. 발과 다리의 이상과 전신병과의 관계 /186p

| 역자 서문 | Prologue

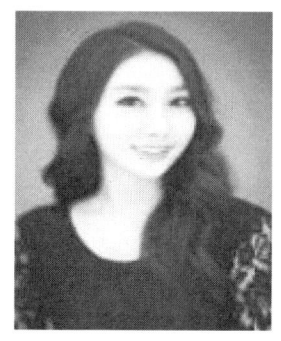

이 책은 세계적인 건강법으로 주목 받고 있는 니시의학의 창안자 니시 가쯔조의 저서『발은 건강의 기본』과 니시의학 건강강좌(전 12권) 중의 4권인『사지편(四肢篇) 및「건강생활대전」중의『발은 건강의 기본』의 1장과 부록 부분에 우로타니(魚谷德一)의「족각의 중요성을 재인식하라」를 번역한 내용으로 구성되었습니다.

본서의 초판은『발의 건강』이라는 표제로 한국자연건강회에서 1983년 발간한 내용으로 요산 한학륜 선생이 번역 보급하였으나 절판 중입니다. 니시건강법의 창시자 니시 가쯔조 선생은 위업은 헌양되어 친조부이신 한학륜 선생께서는 어떻게 하면 이 올바른 건강법을 더 많은 사람들에게 보급할 수 있을까 전력을 다하셨습니다.

그 결과「미용과 정용」,「사대원칙 피부편」,「서의학 건강원리실천보전」,「건강법입문」,「장수양생법」,「배의 건강」,「발의 건강」등 많은 책들을 보급하시며, 조부께서는 국민건강을 증진시키기 위해 일을 가장 보람 있는 일로 확신하시고 니시의학을 위하여 일생을 사셨으며, 이제는 친손녀인 제가 니시의학을 새롭게 여러분 앞에 내놓으려 합니다. 부족한 저에게 많은 응원과 격려를 부탁드립니다.

니시 가쯔조가 자신의 체험을 바탕으로 창안한 니시 건강법은 현재 우리나라에서도 많은 병원과 요양기관에서, 암환자를 비롯하여 난치병을 치유하는 효과적인 건강법으로 이른바『기적의 건강법』으로 인정받고 있습니다. 일본이 최장수국인 된 이유 중에 하나가 바로 니시건강법이라고 할 정도로 많은 사람들이 실천하고 있으며, 우리나라에서도 많은 난치병 환자들이 기적적인 효과를 보았으므로 효용성과 가치는 의심의 여지가 없습니다.

본서는 니시의학 「피부편」 과 건강원리를 내용으로 하는 「실천편」 에 있어 장건강을 중심으로 설명한 「기본편」, 니시건강법을 핵심을 소개한 「입문편」 에 있어 발간되는 「발건강편」 입니다.

발은 제2의 심장으로 심장에서 보낸 혈액을 걸으면서 다시 온몸으로 보내는 펌프 작용을 할 뿐 아니라 그밖에 전신의 건강을 좌우 합니다. 예로부터 한의학에서는 모든 인체의 질병은 발에서 온다며 발 건강에 대한 중요성을 지적 하였으며, 서양에서도 미국의 쇼올 등은 「발에 근소한 장해가 일어났더라도 그것을 등한시 하면 바로 무거운 병이 유발된다.」 등 발건강에 대해 언급하고 있습니다.

저자는 발의 문제는 결코 국부적인 문제가 아니고 신체적, 정신적인 종합문제라고 하면서, 발의 건강은 전신의 건강을 좌우하고 심신 건강의 기본이 발이라는 점을 강조합니다. 그리고 두발로 걷는 인간의 역학적 관계는 생체 자체에 영향을 미쳐서 그것이 여러 가지 질병의 원인으로 되는 것을 구체적으로 설명하고 있습니다.

본서의 발간을 통해 건강에 대한 니시 가쯔조 선생의 통찰과 지혜로 이루어진 서식건강생활(西式健剛生活)의 전파에 일조하고, 국민건강생활의 향상과 독자 여러분의 건강과 행복을 기원합니다.

끝으로 책이 발간되기까지 수고하신 많은 분들과 출판에 도움을 주신 아트하우스 출판사 김수경님께 심심한 감사의 뜻을 전합니다.

2019년 8월

한유나 올림

| 저자 서문 | Prologue

사지는 신체 전체이고 발은 건강의 기본이다

나는 건강생활의 하나의 원칙으로 사지(四肢)를 들고 있는데, 여기서 말하는 사지는 예부터의 관념에 따라서 사체(四體) 즉, 육체 전체를 의미하는 것이다[1]. 사지내의 신체는 각각 사지를 통하여 전체로서 나타나 있다. 그러므로 각각 사지는 사지로 있는 것이 최상의 양식이며 또한 발은 전신의 건강을 좌우하는 기본이다.

한방에서는 고래부터 사지와 생체 그 자체와의 관계 발과 전신의 질병관계를 논하고 이점에 관해서는 본문에 서술하는데 있어서 얼마간 저촉하였다. 특히 12경(經)으로 불리는 다음의 글은 과학적 비판은 어떻든 간에 한방가의 사지와 생체와의 관계를 말해 주는 것으로 우리의 흥미를 끄는 것이다.

손의 태음(太陰)은 폐, 손의 양명(陽明)은 대장, 손의 궐음(厥陰)은 심포락(心胞絡), 손의 소양은 삼초(三焦)이다. 발의 태양(太陽)은 방광, 발의 소음은 신(腎), 발의 소양은 담(膽), 발의 궐음은 간, 발의 양명은 위, 발의 태음은 비(脾)이다.

이렇게 언급은 하고 있지만, 본서에 있어서는 지면 관계상 상지(上肢)에 심도 있게 저촉할 기회를 갖지 못한 것을 유감으로 생각한다.

그러나 이에 관한 것은 전에 나온 『수상신해(手相新解)』, 『수상학(手相學)의 취미』 등에 의하여 보완하여 준다면 다행이겠다. (건강강좌 중에서 사지편의 서문)

1954년 칠석의 밤
저자 니시 가쯔조

---

[1] 譯者註 : 니시의학에서는 건강의 4대원칙으로 피부, 영양, 사지(四肢), 정신을 들고 있다.

PART 1.
사대 원칙의 사지론

「발은 건강 전부를 관장한다」 -미국의 F.레윈

「발은 바른 자세의 어머니이다.」 -프랑스의 소오렐

「발을 손상한 사람은 신장을 상해받았다」 -영국의 드루에타

「발의 손상은 13 종류의 질병을 유발하며, 척수에 고장을 일으킨다.」 -독일의 모음

「발에 근소한 장해가 일어났더라도 그것을 등한시 하면 바로 무거운 병이 유발된다..」 -미국의 쇼올

| 제1장 |
발(足)연구의 단서

1. 발의 연구

나는 소년 시절, 지금의 공학원 대학의 전신인 공수학교에 다니고 있을 때 뉴턴이 인력을 발견한 연유를 선생님으로부터 듣고 비상한 흥미와 흥분을 느꼈던 것이다.

익은 사과가 바람도 없는데 가지로부터 떨어진다고 하는 평범하고 당연한 사실에서 지구의 인력이라고 하는 유현한 진리를 발견하기에 이른 이 이야기는 병약하기는 하지만 스스로 소년 과학자를 자임하던 나에게 큰 자극을 주는 것이었다.

객기에 차 있던 나는 "나도 장래에 우주의 큰 진리를 발견해 보이겠다."는 포부를 갖고 대체 뉴턴의 인력이 우리들의 생체에 어떤 관계를 갖는 것인가 하는 가까운 문제에 관심을 가지고 머리를 쓰기 시작하였다.

뉴턴의 설에 따르면 지구상에 있는 온갖 물건은 인력의 영향을 받고 있다고 한다. 그렇다면 우리들의 생체에 대한 인력은 어떻게 되어 있는가, 우리들은 일상생활에 있어서는 지구의 인력 등을 의식하지 못하지만 그렇다고 인체에 인력이 작용하지 않는다고 단정할 수는 없다. 공기는 우리들의 의식에는 떠오르지 않지만 의식과 관계없이 엄연히 지표에 가득 차 있다.

나의 연구는 생체와 인력의 관계, 네발 동물과 인력의 관계 등을 걸치고 교실에서 배운 물리학 이론을 생물학의 형태에 응용하는 데에 있었다. 그리고 인체의 중심은 즉 생체의 중심은 배꼽 아래의 기해(氣海), 단전(丹田) 근방 같다는 애매한대로의 결론을 얻게 되었다. 그러나 생체를 떠받치는 것은 하지이고 그 토대는 발이다. 네발동물은 맘대로 네발로 지탱하지만, 우리들 인간은 두발로 지탱하지 않으면 안 된다.

이렇게 생각해보면 발이 갖는 의의를 가볍게 보아 넘길 수 없을 것이다. 그런데 일반 세인(世人)은 머리가 위쪽에 있으니까 중요한 것이라고 생각하여 왔다. 아시가루(足輕[2])는 무사 중에도 가장 낮은 층의 계급이었다.

그러나 예기(禮記)의 옥조(玉藻)에는 「손모양이 공손하고 발 모양이 정중하다」라고 하여 손과 발을 같은 지위로 다루고 있다. 또한 유마경(維摩經)의 불국품(佛國品)에는 「그래서 부처님 발가락으로 땅을 문지르니 즉시 삼천대천세계(三千大千世界)가 열리고 백천의 진귀한 보배가 장엄하게 장식되는데, 비유컨대 보장엄불(寶莊嚴佛)의 무량공덕(無量功德) 보장엄토(寶莊嚴土)와 같다」고 하여 발을 경시하고 있지 않다.

또 신약성서의 루까전의 제 1장 79절에는 「죽음의 그늘 밑 어둠 속에 주저앉은 우리에게 비추어 주시고, 우리의 발걸음을 지켜주시어 평화의 길로 이끌어 주시리라[3]」라고 하였다. 고대에 있어서는 발을 오늘날처럼 경시하지 않았던 것이다.

그것은 그렇고 내가 하지와 인력(引力)의 관계에 관해 연구하고 있을 때 나는 한편에서는 땀의 연구에도 착수하고 있었다. 땀에 들어 있는 염분을 연구하기 위해 낡은 문헌을 모아서 중국의 본초강목(本草綱目)이나 염철론(鹽鐵論)을 읽은즉, 염철론의 결화 제 43에 「그러므로 부지런히 움직이는 것은 배나 창자를 키우는 것이 된다(故手足之動腹腸之養也)」는 일절을 보게 된 것이다.

나는 여기서 밝은 힌트를 얻고 여기서부터 나의 연구는 궤도에 올라선 것이다.

즉, 사지와 생체와의 관계, 직립보행과 중심과의 관계 등등이 새 연구영역으로 되어 끝내 개척되기에 이른 것이다.

---

2) 발이 가볍다는 뜻의 일본말로 된 옛날의 무사계급
3) 신약성경 1장 79절에는 「어둡고 및 죽는 그늘 속에 앉은 자들을 비추시며, 또 평탄한 길로 우리 발을 인도하시리로다.」라고 되어있다.

2. 의학계에서 무시된 하지

전술한 바와 같이 생체를 지탱하는 즉, 생체를 물리적으로 떠받치는 것은 발이며, 따라서 발이 갖는 생리적 의의가 중요하기 때문에 보건요양의 6대 법칙 중에서 모관운동을 넣어 양 손, 양 발을 똑바로 들고서 발바닥을 수평으로 하고 미진동(微振動)하는 운동, 또 합장합척[4] 운동에 의해 사지를 평형으로 운동시키는 등, 발의 건강에는 십분 유의하여 왔다.

「드러누워서 양 손 양 발을 든다든가, 임산부가 어울리지도 않게 가랑이를 벌리고 양 발바닥을 합친다는 하는 운동은 옆에서 보는 눈에는 추태까지는 아니더라도, 그다지 좋은 모양은 아니므로 그만두면 어떤가?」하고 친지나 친구로부터 내게 이야기하는 충고의 말을 여러 번 들었으나, 발의 건강을 위해서 또 나아가 전신의 건강 증진을 위해서는 나는 충고에 감사하면서도 결코 그 말에 따를 수는 없었다.

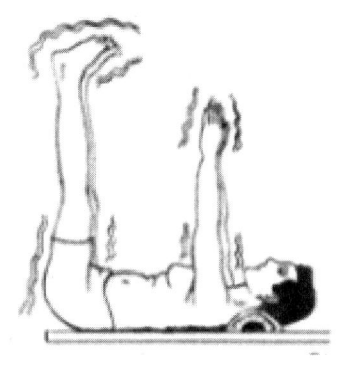

[모관 운동]

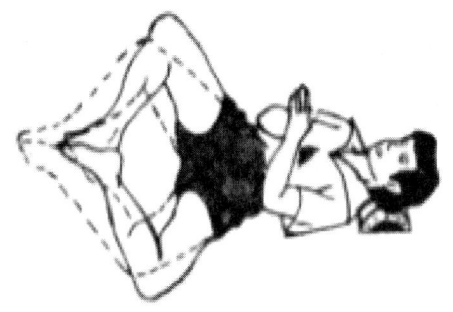

[합장 합척법]

---

4) 두 손바닥을 붙이는 것이 합장이고 두 발바닥을 붙이는 것이 합척이다. 이 두 동작을 동시에 하면 합장·합척운동이 된다

발의 건강과 전신의 건강이 불가분의 관계에 있는 것을 기회가 있을 때마다, 혹은 연단에서 혹은 지면상으로 발표해 왔는데 일반인은 물론 의학전문가까지도 이에 관해 전혀 아는 바도 없고 이해도 없으면서 이것을 연구하려고 하지 않는 것이다.

그래서 나는 1935년 1월 『발은 건강의 기본』이라고 책이름은 다소 과장된 소책자를 출간하여 건강보국에의 길에 들어섰던 것이다. 종래 일본의학계는 발의 건강이라고 하면 말의 발에 대는 쇳조각이나 연구하는 것처럼 생각하고 전혀 돌아보려고 하지 않았다.

그러나 구미의 의학계에 있어서는 운동의학의 대두와 제2차 대전에서 부상자의 발의 고장이 전신의 건강에 영향을 미치는 것이 연구된 결과 발의 연구가 활발하게 되어 왔다. 근래에는 일본의학계도 구미의 이 경향에 자극되어 뒤늦게나마 발의 연구에 주의를 돌리게 된 것은 기쁜 일이다.

더욱 최근에 위클러가 『발은 생명을 좌우 한다』라는 저서를 내어 세인의 주의를 환기하고 있는 일 등은 무심히 보아 넘길 수 없는 일이다.

사지(四肢)와 전신(全身)

○ 신체의 전체는 눈에 있어서는 눈, 손에 있어서는 손이다. 사지내의 신체는 각각 사지를 통하여 전체로서 나타나 있다. 그러므로 각각 사지는 사지로 있는 것이 최상의 양식이다. -사지 즉 인체, 따라서 인간의 전체 즉, 각 부분이다. 「쿠자누스(Cusanus)」

○ 발에 근소한 장해가 일어났더라도 그것을 등한시 하면 바로 무거운 병이 유발된다. -「미국의 쇼올」

○ 발의 손상은 13 종류의 질병을 유발하며, 척수(脊髓)에 고장을 일으킨다. -「독일의 모옴」

| 제2장 |
생물에 대한 중력의 영향

1. 원시동물과 중력

지구상에 있는 모든 생물은 중력의 영향을 받고 있다. 생물학자는 이것을 환경의 영향 속에 포함시키고 있지만, 환경의 영향을 분석하여 검토해 보면 우리들은 거기에서 중력의 영향이라는 것을 무시 할 수 없다.

그것은 생물의 성질과 습관에 따라서 각기 생물의 생체기구(生體機構) 중에 구현되어 있다. 어떤 의미로는 중력의 영향은 생물의 가장 중요한 기본적 자연 현상임에 틀림없다.

생물의 천연의 영양, 아니 천연 배양기라고 불리는 것은 물이다. 원형질의 집단으로 보이는 원시 생물은 극히 미세한 세포벽으로 싸여 있어 그들은 일반의 육상 생물처럼 강한 중력에 의해 지배되고 있는 것같이 보이지 않는다. 그러나 그들도 천연배양기인 물 속, 즉 물의 밀도 속에 있어서 간접적으로 중력의 영향을 받고 있는 것이다. 물과 원형질과의 비중은 실지로는 동일하므로 중력은 미세한 세포벽의 세포에 대해 무리한 압력을 가하는 일이 없고, 그리하여 최초의 단순한 생명이 유지 될 수 있었던 것이다.

최초의 유기체 생명의 형상은 대체로 구형(球形)이었다. 이것은 단순한 생물의 특징으로 보아도 수긍되는 바이다. 그리고 이 생명의 환경으로 되는 물은 유기체 생명 자체에 의하여 생겨나는 장력보다도 더 큰 기계적 장력을 유기체 생명의 구조에 가하는 일은 없다. 즉, 이 사실은 **천연 배양기인 물이 유기체 생명의 점차성(漸次性) 진화적 변화의 개시**에 대해 이상적 배양기로 되는 것이다.

생물의 활동력은 구형으로부터 다소라도 원기둥으로 변화하게 된다. 원기둥의 장축이 활동력의 운동의 방향과 같을 경우, 이 변화는 특히 명료하게 된다. 이것을 초기의 척추동물에 관해 말하면, 저 물속에 있어서의 운동이 최초에는 파동운동에 불과하던 것이 그 후 완전한 형식의 수서(水棲)5) 운동이 되는데 따라서 지느러미가 생기게 된다.

그러나 이 지느러미도 대단히 무른 것이어서, 체구의 평형을 유지하는 작용과 키의 작용을 하는데 불과하며 운동은 주로 파동에 의하는 수밖에는 없다. 그러나 지느러미가 육상동물의 사지(四肢)에 유사하게 되어 있는 것은 생물학상 흥미 깊은 일이다.

2. 육서 동물의 진화

다음에 지상에 나타난 동물에 관하여 보아도 그 발의 구조는 대단히 약하여 체구를 지면으로부터 들어 올릴 수가 없고 지상에서의 동작도 탐탁하지 못하고 또 딱딱한 것이다. 다음에 나는 수서 생활에서 육상 생활로 진화한 유서동물로부터 다시금 인간에게 이르는 진화의 긴 도정을 간단히 음미하면서 사지를 연구할 것이다.

우선 육서(陸棲) 다음과 같이 대별 할 수가 있다.
① 양서동물기, 파충류기
② 포유류에 유사한 파충류기

---

5) 수서(水棲) ; 물에서 사는 일."~ 생물. ↔ 육서(陸棲)"

③ 초기의 원원류기(原猿類期)
④ 고대 유인원기
⑤ 선인기, 인류사의 직전

육서 동물의 크기와 형태의 발달이 무엇에 의해 지배되는가 하는 것은, 비교해부학 및 생리학의 연구에 기대하지 않으면 안 된다. 단, 인간의 경우에 자세는 다른 동물과는 완전히 다르게 되어 있다.

인간의 기립 동작은 네발 동물의 수평의 자세에서 진화된 것임에는 틀림없지만 그러나 이 추이는 유인원의 경우와 같은 반기립 자세의 단계를 경과하여 온 것은 아니었다. 우리들 인류가 수직 자세에 적응하여 온 것은 영장류의 전반이었다.

선인기(先人期)의 유인원이 발달하여 기립자세를 취하기까지에 이르는 경과에는 두 개의 단계가 있다. 제 1기는 준비기간이라고 할 만한 것이며 초기의 네발 원원이 기립하여 나무 위에서 살게 될 때까지의 시기로 소위 에오신에서 초기 미오센에 이르는 약 3천 만 년 전의 기간이라고 한다.

제 2기는 선인기의 유인원이 지상 생활을 하여 인간으로 되기까지의 최종의 변화를 거친 시기이다. 즉, 수상(樹上) 생활에서 지상 생활로 옮기는데 따라서 인간만이 가지는 자세와 체격이 생겨난 기간이다.

이상의 기간에서 중력의 관계를 검토하면 나무 위의 생활에 있어서는 중력은 아래쪽으로 끌어내리는 힘으로서 작용하므로 자연히 그들은 나뭇가지를 붙잡고 생체를 지탱하는 기능이 필요하게 된다. 그 때문에 사지는 물론 특히 그 앞쪽 끝의 파악력도 발달하고 또 상지에서 견갑대는 환상(環狀)운동이 자유로이 될 수 있게 되고 하지에서는 하지의 관절이 서는 자세에 적합하도록 다리 부분이 충분히 커지게 되었다.

이것은 요컨대 전자는 네발 생활에서 상지에 의한 현수(懸垂)에로 옮겨지는 생활이며, 후자는 나무 위에서 지상 생활로 옮겨지는 생활이고 하지에 의해 체구가 지탱되는 생활이다. 중력의 입장에서 음미하면 전자는 나무 위의 생활에 대하여 현수가 적응된 것이고, 후자는 지상 생활에 대해 지탱하는 것의 적응이다.

3. 나무위의 생활과 중력

네발 동물에 있어서는 머리와 체구와의 관계에서 경추가 지나치게 늘어나 있다. 머리의 대후두공과 재역(載域) 후두관절의 위치는 일반적으로 하전방이 아니고 안면의 뒤쪽으로 되어 있다.

그것이 나무에 매달려 수직 자세를 하게 되면 시야는 신체의 장축에 대해 직각으로 하고 머리는 앞쪽으로 드리워지도록 되었다. 거기에 위쪽으로 편 팔의 둘레네도 측시를 하여 외계에 주의하지 않으면 안 될 필요에서 신체의 상부는 더욱 한층 앞쪽으로 돌출한 위치를 취하도록 되었다.

이상과 같은 필요에서 경추는 앞쪽으로 만곡을 이루게 되고 대후두공 및 재역후두관절은 다시 하전방으로 옮겨져 얼굴은 단축되고 두 개(頭蓋)가 커지게 되었다.

나무 위의 생활에 있어서는, 운동의 기능은 다리에서 팔로 옮겨졌다. 나뭇가지에 매달리기 위해 견갑대에는 견인력이 가해져 어깨의 관절, 견갑골 및 쇄골의 구조는 현저히 변화하게 되었다. 특히 두드러지는 변화는 선전력(旋轉力)과 외전력(外轉力)이 발달한 일이다.

네발 동물에 있어서는 단순히 나아가는 앞발을 향하게만 하면 되고 옆쪽으로의 운동 등은 극히 드문 일이었다. 따라서 네발 동물은 견갑골은 흉곽의 양쪽에 있어서 좌우 대칭의 위치를 차지하며 쇄골을 필요로 하지 않게 된다.

그런데 나무 위의 생활에 있어서 회전력이 발달하여 현수(懸垂)가 생활상 중요한 생활기능으로 되고부터는 견겹골은 뒤쪽으로 옮겨져서 병행의 위치를 취하게끔 되고 쇄골도 현저히 발달하게 되었다.

또 흉부의 모든 근육의 기능은 증대하여 측거근은 신체를 매어다는 근육으로서가 아니고 팔을 수직으로 드는 역할을 갖게 되었다. 또 생활 관계에서 흉곽은 옆쪽보다도 앞쪽에 대하여 편평(扁平)하게 되었다.

신체가 팔에 의해 매달려지고 또 현수의 지지대로서 흉곽이 사용되게 되면 다음에 생각되는 것은 매달려진 신체의 중력은 과연 어떻게 될 것인가 하는 문제이다.

그것은 현수를 지지하는 지보대(支保垈)로서 흉곽이 사용되게 되면 다음 생각되는 것은 신체의 중력은 어떻게 될 것인가 하는 문제이다. 그것은 현수의 지보대인 흉곽에서 아래쪽으로 당연히 나타나게 될 것이다.

즉 네발 동물에 있어서는 척추는 앞발과 뒷발을 연결하는 들보로서 작용하고 또 복부의 내장 모든 기관의 현수상로서의 작용을 갖고 있었는데 나무 위에서 매달리는 현수 생활이 진화하는데 따라서 척추골은 골반과 다리를 직접 달아매는 것으로 작용하고, 복부 내장의 모든 기관은 골반내에 적절히 들어가게끔 되었다. 또 심장 등의 흉부 내장 기관은 네발 동물에 있어서는 앞쪽 체벽 및 흉곽에 접촉하여 지탱되고 있지만, 나무 위의 현수생활 동물에서는 심유성 심낭(心囊)에 의해 위쪽 흉부 및 경추로부터 매달리게끔 되었다.

골반은 그 안쪽에 하부 내장 기관을 간직하고 또 그 바깥쪽으로 하지의 지보를 받는 것인데, 네발 동물의 경우보다도 구간에 대해 얼마간 수평의 위치로 유지되고 그 앞쪽은 복부의 근으로 지탱되고 있다.

네발 동물에 있어서 허리의 가동 호(弧)는 즉 그 움직이는 한도는 130도에서 150도라고 하는데 현수 동물에서는 이것을 180도 이상으로 증대시킨 결과 사두근과 요근은 늘어나고 거꾸로 둔근은 단축된다.

그러나 요추 전만은 별반 발달한 것처럼 보이지 않지만, 뇌의 신장은 이 시기에 완성된 것으로 보아도 좋을 것이다. 허리의 외전과 회전력이 현저히 발달하게 된 것과 그들 특유의 재빠른 경묘한 운동이 필요하게 되고 그리고 또 그것을 할 수 있게 되었다. 이 운동은 나무 위에서 생활하는 네발 동물에게는 불가결의 것이다.

허리와 신장에 따라서 무릎도 이에 관련해 늘어나게 되었다. 나무 위의 생활에 들어간 영장류는 나뭇가지에 매달리려고 할 때 하지를 활동시켜서 가지를 잡는 데에서 육상의 네발 동물의 특징인 비근의 단축과 뒤꿈치의 융기는 저지되었다. 그리고 이상의 생활은 발의 구조에 근본적인 변화를 가져 왔다.

또 발의 기능축이 발의 정중선으로부터 제 1척골과 제 2척골의 중간으로 옮겨지는 결과가 되었다.

이상의 변화를 더욱 진전시키면, 오늘날 우리들이 보는 것 같은 큰 무미원(無尾猿)의 체계가 생겨나는 것이다. 인간의 조상도 고대의 유인원과 같이 이와 같은 변화를 거쳐 온 것이다.

한편 인간은 영장류에서 나온 것임에 틀림이 없지만 나무 위의 생활을 버리고 지상으로 내려 와 다시 별개의 변화를 받아서 오늘날과 같은 상태로 된 것으로 생각된다. 결국 인간의 조상은 나무 위의 생활을 적당한 시기에 끊고 지상 생활에 적응한 것이라고 보는 것이 적당할 것이다. 그리고 서는 자세를 그대로 보류하여 체구의 구조가 지상생활에 적합하게끔 된 다음에 다시 변화 발전하기에 이른 것이다.

4. 지상생활과 중력

나무 위의 생활은 네발에 의하는 운동을 주로 팔에 의하는 운동으로 바꾼 것인데, 지상 생활은 팔을 자유롭게 하는 동시에 참된 두 다리 운동을 확립하기에 이른 것이다. 그리고 또 자유롭게 된 팔은 이미 네발 동물의 앞발과 같은 그런 어색한 것은 아니고 나무 위의 생활 중에 진화 발달한 모습의 것이다.

결국 팔로 매달리던 것이 다리에 의해 지탱되는 것으로 바뀌었으니까 중력이 주는 작용은 반대로 되어 버렸는데 이 기간을 3천만년이라고도 말한다.

이 앞발과 뒷발의 대조의 실례를 우리들은 캥거루에서 볼 수 있다. 캥거루는 확실히 네발 동물이긴 하지만 그들은 나무 위의 생활을 거치지 않았기 때문에 앞발은 무용지장물(無用之長物)이 되어 버린 것이다.

그런데, 최초에 지상에 나타난 인간의 조상은 어떤 것이었을까? 모르톤은 『인간의 직립자세의 진화』에서 말하고 있다. 키는 4자 정도이고 동작은 가볍고 빠르며 젊은 오랑우탄을 연상케 하는 튼튼한 체격이고 기립자세는 손이 긴 원숭이와 비슷하고, 다리와 체구의 길이는 거의 같고, 팔은 오늘의 유인원처럼 발달하고 있지 않다. 그 일상생활은 신속한 보행과 웅크리고 앉은 것을 번갈아 하며, 머리는 앞으로 나와서 척추는 굴신성이 좋은데 대체로 단조롭게 앞뒤로 굽어져서 머리를 떠받치고 있으며, 골반은 위쪽으로 벌어져서 편평한 요추에 연결되고 있다. 가랑이는 체구로 보아 십분 펴진 상태로 지탱되고 있는 것은 아니지만 펼 수가 있다.

또 나무 위의 생활을 할 때에 있어서는 발의 앞쪽의 척골과 지골은 나뭇가지를 붙잡아야 할 필요로는 가장 중요한 부분으로 되어 있다. 그런데 지상 생활로 옮겨지면 뒤꿈치와 척골의 중간에 더욱 중요한 기능 부위가 형성 된다.

수동적으로 있을 때는 발은 외전한 모습을 하고 있으나 체중을 떠받칠 때는 굴신성이 있는 수서형의 발의 내연은 땅에 눌려져서 발 전체의 구조는 편평하게 되고 거기 축(欅起軸)은 제 1지와 제 2지의 사이에 들어 있게 된다. 이상은 모르톤이 갖가지의 증거를 기초로 하여 최초로 지상에 나타난 인간의 조상으로서 그린 상상화이다.

그런데 이것을 웃드의 『앞발의 해방』을 참조하여 현대인과 대조하여 보기로 한다. 지상 생활의 능률을 증진시키기 위해 현대 인류는 손, 눈, 뇌와의 사이에 놀랄만한 협동 작용을 갖게 되었다. 뇌가 발달하여 두개(頭蓋)는 다른 부분에 비교하여 두공은 증대하고 얼굴의 형상이나 재역(載域) 후두관절의 위치는 변화하여 경추가 조금 늘어나게 되었다.

견갑대는 신체를 지탱하는 데는 작용하는 일은 없고 그 근의 구조에서 주로 능형근과 상승모근 등에 지탱되고 또 그 위치도 아래로 내려와서 조금 후퇴하게 되었다.

팔을 자유로이 사용하게끔 된 것은 나무 위의 생활 시대의 산물이지만

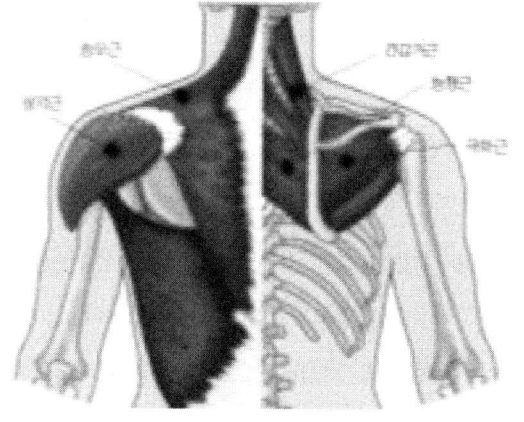

견갑대 근육

이것이 지상생활에 있어서도 계속되었다. 그러나 팔의 용도가 변하여 왔으므로 견갑대와 아래의 근육의 힘에도 변화가 나타나게 되었다.

척추가 특이한 만곡을 이루게 된 것은 근육의 활동을 최저한도로 멈추려고 하는 체중의 배분이 필요하였기 때문이며 보행에 의한 뇌의 충격을 완화하기 위해서이다. 매달릴 경우는 척추의 유인한 지탱으로서 작용하지만 기립의 경우는 지탱의 기둥으로 작용하는 것이 된다.

이 같은 관계의 변화에 따라 골반의 앞쪽으로부터 복부 기관을 위로 당기는 힘이 없어지고 골반의 모든 지탱은 위의 옆의 척추근으로 이루어지도록 되었다.

어깨와 팔의 무게에 의해 흉추에 가해지는 앞쪽에서 당기는 힘, 골드스웨트의 소위 섬유성 심낭 및 현인대(懸靭帶)의 접착, 척추의 앞쪽에 있는 흉곽의 무게 등은 어느 것이고 중력이 끄는 힘의 수직분력으로서만이 아니라, 그 앞쪽 분력으로 작용하고 그 결과 앞쪽의 돌출을 강하게 하는 동시에 요추의 만곡을 증대시키기에 이른 것이다.

전술한 바와 같이 허리의 신장은 나무 위의 생활 시대에 완료한 것인데 둔근의 융기가 증대하여 온 것은 보아 넘길 수 없는 일이다.

이것도 결국은 다리와 골반과의 관계가 변화하여 둔신장근(臀伸長筋)에 지상생활에 필요한 신장이 나타났기 때문이다. 무릎을 십분 펴는 것은 엉덩이를 펴는 것과 대단히 밀접한 관계를 갖고 있다. 원래 나무 위의 생활에 있어서는 엉덩이의 신장은 달성되어 있었지만 무릎의 신장은 그렇지도 않았다.

그러나 지상 생활이 되면 기립 자세를 유지하게끔 되고, 따라서 무릎을 펴는 것이 중요한 구실을 갖게 되었다. 발에 나타난 유의한 변화를 요약하면 발은 나무 위의 생활 시대의 파악 기능을 잃고 엄지가락이 갈라져서 발가락의 크기가 줄고 또 뒤꿈치가 확대되는 동시에 발의 경직이 증대한 일이다.

이것을 다르게 말하면 발의 굴신성이 잃어지고 지보기관으로서의 양 발 운동이 발달했다는 것이다.

| 제3장 |

발의 해부와 생리

1. 발과 다리의 골격

동물에 있어서는 사지라고 불리고 있지만 인간에게 있어서는 상지와 하지로 갈라져서 그 직능도 전혀 다르게 되어 있다. 그러나 네발 시대로부터 진화하여 왔다고 하는 흔적은 그 골격에 나타나 있다. 상하지의 뼈를 대조적으로 일람표에 담으면 다음과 같다.

사지 (四肢)		팔			손		
	상지	상박골	주관절	요골, 척골	완골(8)	장골	지(指)골
	하지	대퇴골	슬관절	경골, 미골	부골(7)	척골	지(趾)골
		다리			발		

지금 상하지의 골격을 비교하면 상지에 비해 하지는 크고 무거운 것을 알 수 있다. 팔 및 손은 생활상 특히 신속한 조작을 필요로 하는데 다리 및 발은 특히 운동 및 보행에 사용되는 관계상 뼈가 크고 관절도 굳고, 근육도 또 조잡하게 되어 있다. 이것은 완골에 있어서는 작은 뼈가 8개나 모여서 손목의 운동을 부드럽고 윤활하게 하고 있는데 대하여 부골(跗骨)에 있어서는 비교적 큰 7개의 뼈가 집합하여 발목을 이루

고, 손목에 비해서는 무거운 운동을 하고 있는 것으로도 알 수 있다. 상지의 각 뼈의 연결관계는 가동성이 크지만 하지의 뼈의 연결 관계는 빡빡하게 되어 있다. 이것은 상지의 기능은 생활 전반에 걸치는 물리적 교섭을 갖고 있으나, 하지에 있어서는 체중의 지보(支保)와 상체의 이동이 중요 목적으로 그 기능은 상지에 따를 수 없다.

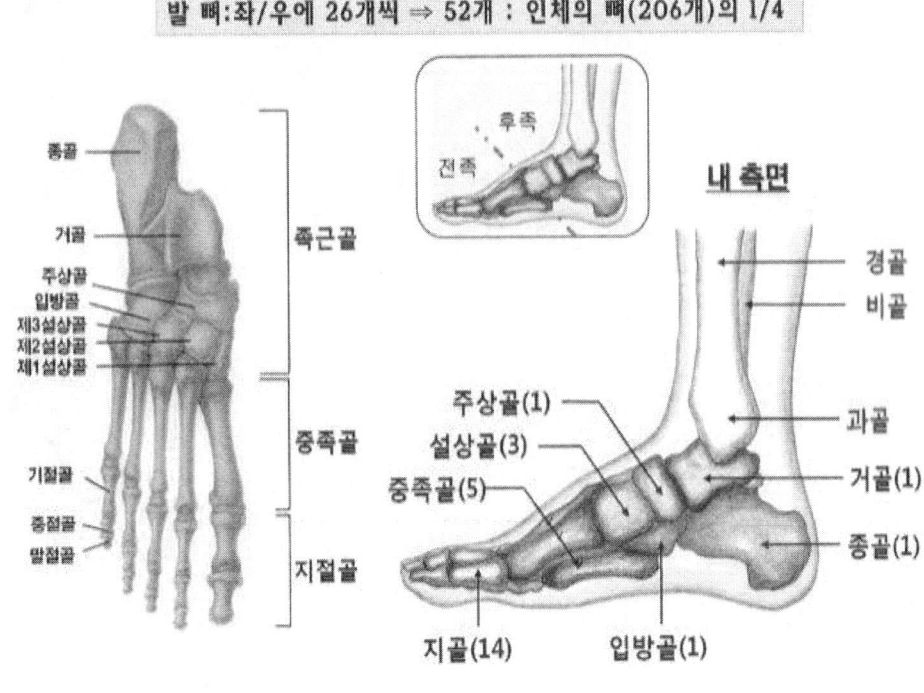

발 뼈의 구조

상지에 있어서는 요골과 척골과는 동등의 작용을 하는데 하지에 있어서는 경골이 주고 비골은 종으로 되어 있다.
지골은 길게 자라고 있는데, 지골은 짧게 퇴화하고 있다.

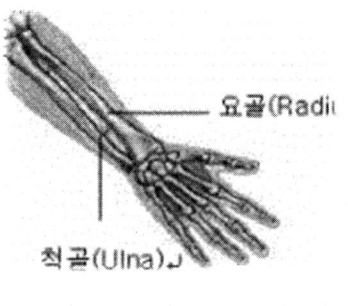

요골과 척골

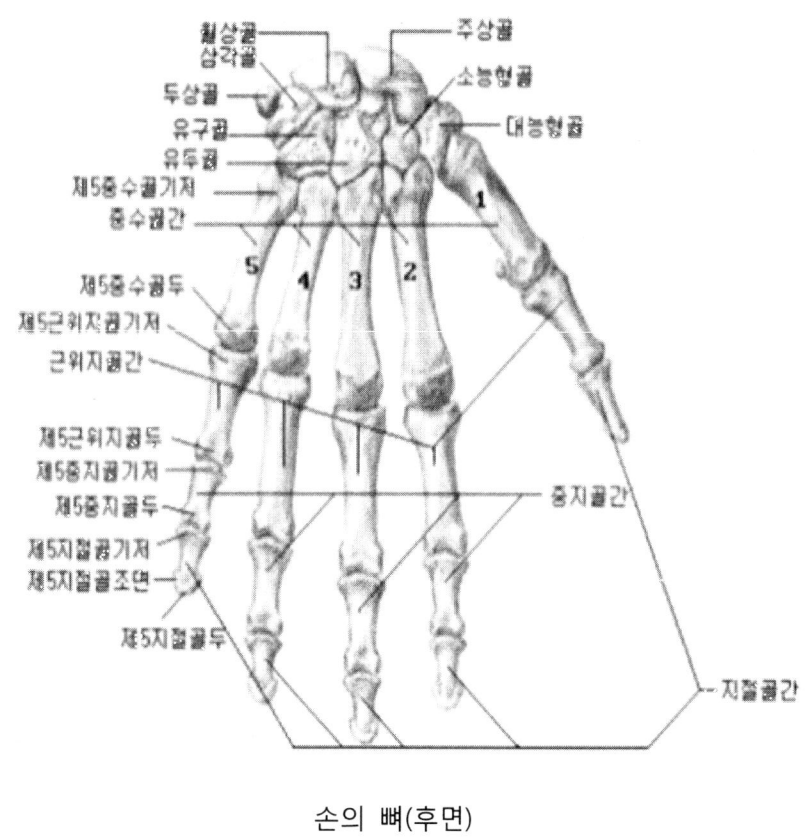

손의 뼈(후면)

또 손목에서는 팔의 뼈가 주상골, 월상골, 삼능골의 세 뼈와 관절을 이루고 있는데, 발목에서는 다리의 뼈가 거골과 관절을 이루고 있을 뿐이다.

시기라고는 하지만 생체를 떠받치는 점에서 말하면, 하지는 상지보다도 중요한 아니 절대적인 역할을 갖고 있다. 하지를 음미하기 위해서 그 골격부터 시작하기로 한다. 여기서 참고로 발목과 손목에서 끝 쪽으로 뼈 이름을 대도록하여 표로 적을 것이다. 하지의 각 뼈가 내부의 구조를 조사하여 본즉, 어느 것이고 뼈섬유가 수평면과 수직면으로 벌집 모양의 그물을 이루고 있다. 이것은 체중을 지탱하는 데에 들보와 기둥의 역할을 하고 있는 것이다.

발 뼈 (足骨)	부골 (足根骨)	가까운 쪽	거골 은골
		가운데	주상골
		먼 쪽	제 1,2,3 설상골 투자골(骰子骨)
	척골 (中足骨)		관상(管狀), 5개
	지골 (趾骨)		엄지는 2절이고 척골 사이에 종자골이 있다. 기타는 3절
손 뼈 (手骨)	수근골 (手根骨)	가까운 쪽	주상골, 월상골, 삼능골, 두골(頭骨-소 골편(小骨片)으로 삼능골 위에 있다.
		먼 쪽	대다능골, 소다능골, 두골, 구골(鉤骨)
	장골 (中手骨)		관상(管狀), 5개
	지골 (指骨)		엄지는 2절이고 장(掌)골 사이에 종자골이 있다.

예를 들어 체중은 다리를 통하여 복사뼈 관절 부위에 도달하여 거기서 2분되어 하나는 점차 앞쪽으로 나아가서 마지막에는 발의 척골에서 지골에 이르는 것이다.

이들의 들보와 기둥의 역할은 각 뼈에 거의 직각으로 작용하므로 큰 압력이 가해져도 조금의 불편도 없이 지탱하고 뼈로서는 특별한 운동도 필요로 하지 않는 것이다. 물론 그렇게 되기에는 바른 위치를 유지하게 하는 강한 인대가 각 뼈를 결합하고 있기 때문이다.

우리들이 설 때나 걸을 때나 체중은 주로 안쪽으로 전달되어 그것이 마지막에는 엄지에 이르러 끝난다. 따라서 엄지의 모양은 다른 발가락과 현저히 다른 모양을 하고 있으며 또 다른 발가락과는 비교가 안 될 정도의 힘을 갖고 있다.

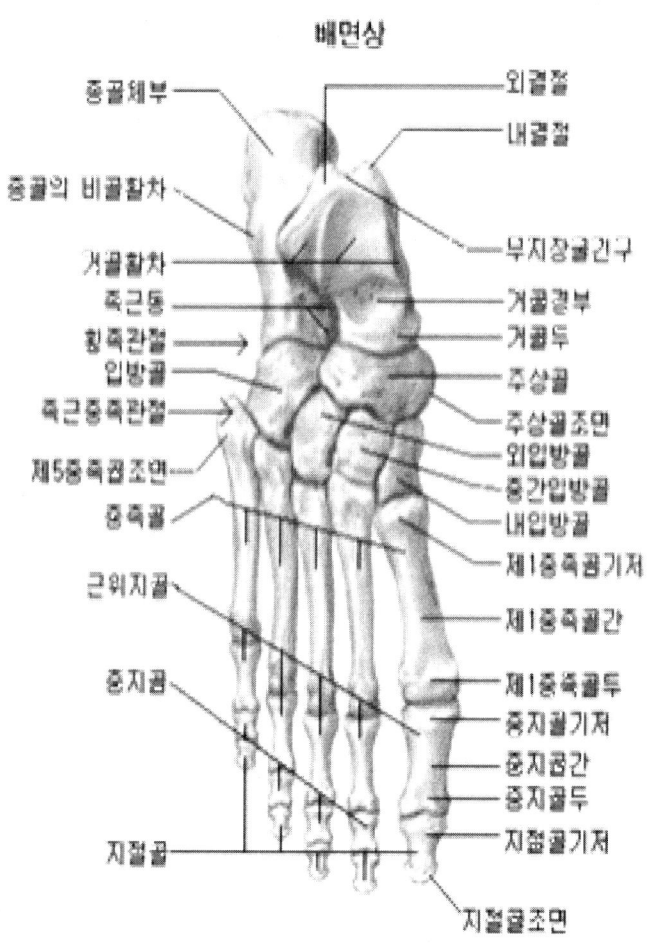

발의 뼈(배면)

2. 발의 관절

발의 뼈는 28개로 되고 그의 각각은 관절에 의하여 연락되며 그것을 또 인대가 튼튼하게 확보하고 있으므로 뼈의 수의 비율로는 탈구하든가 하는 일은 없다[6]. 다만 잘못 밟는 데서 오는 염좌는 상당히 많고 그 결과 관절부는 아프거나 부어오르거나 거기에 열이 난다든가 때로는 관절과 그 주위에 내출혈이 되는 수가 있다.

또 염좌가 심할 때는 관절낭이나 인대의 일부가 끊어져 터지는 수도 있다. 발의 연구에서 특히 발 그 자체의 연구에서 가장 중요한 것은 발의 관절이다. 다음에 이 방면의 연구로 지금 나의 수중에 있는 많은 문헌으로부터 두세 가지를 소개할 것이다.

우선 복사뼈(踝) 관절부터 연구하기로 한다. 1949년 밧찬이 기술한 바에 의하면 복사뼈관절의 축은 거종관절의 바로 위로, 거골을 관통하여 외과의 정중점의 바로 아래를 통과, 내과의 첨단과 일치 한다.

그리고 이 관절의 운동은 굴곡과 신전이어서 그 한도는 각각 27도와 13도이다.

1949년에는 클레는 위의 관절이 굴곡하고 있을 때는 근소하기는 하나 옆으로 미끄러지고, 회전하고 내전, 외전 등이 생기는 것을 인정하고 있다. 1952년에 바이넷트와 나피어 두 사람은 이 관절 표면의 형상을 연구하고 다음의 2개의 축이 존재하고 있는 것이 틀림없다고 말한다.

즉 그 하나는 관절이 굴곡 한도의 삼분지 일까지의 것이다. 이 어느 쪽의 축도 비골 쪽 뒤꿈치의 첨단에 가까운 곳을 통과하고 있는데, 전자의 축은 안쪽이 아래쪽으로 기울고 후자의 축은 안쪽이 위쪽으로 경사되고 있다고 하고 있다.

거종주(距踵舟)관절 복합은 명료하게 이해되어 있지는 않다. 후크스는 도닛츠의 설을 수정하여 이 관절 복합의 운동은 단순한 경첩 운동에 불과하다고 말하고 발의 거골 아랫부분의 전체는 거골두를 비낌으로 횡단하는 선의 주위를 회전하는 것이라고 지적하고 있다. 맨티는 또 이축은 아래쪽, 바깥쪽, 위쪽으로 움직여 삼각형을 만들고

---

[6] 한쪽 발은 뼈 26개, 관절 33개, 근육 64개, 인대 56개로 이뤄져 있다.

있고 옆쪽에서 보면 약 45°이고 위쪽에서 보면 약 16°로 화살 모양의 방향을 취한다는 것을 단언한 것이다. 그러나 그 후 많은 학자들은 위의 단순한 경첩운동을 틀에 박힌 식의 해부학적 입장이나 정형외과적인 입장에서 여러 가지로 연구하였지만 해석상의 난관은 결국 축이 비낌의 방향에 있는 데서 생겨나는 것임을 알게 되었다.

오랜 것으로는 1934년에 와일즈는 내전내반(內轉內反) 외전외반(外轉外反)에 관하여 말했는데 내전외전은 수직축을 중심으로 하여 이루어지는 것이라고 말하고 있다.

이 설은 19세기의 말년에 가까이에 코튼이나 로뱃트 등에 의해 논의 된 문제이지만 사항이 중요한 것이기 때문에 1945년 죠오즈는 목제 모형을 만들어 이것을 실험하였다. 다시 1948년에는 레벤스, 인만 등의 전문가들은 영화로서 산 인간이 걷는 경우의 다리의 회전을 분명히 한 것이다. 그러나 그들은 회전과 거종주 관절과의 관계에 관하여 명확히 하지 않았다.

이 관절의 작용의 하나는 체중의 분배를 발의 끝으로 바꾸는 일이라고 죠오즈가 결론하였는데 인체내에서 끝으로 바꾸는 일이라고 죠오즈가 결론하였는데 인체 내에서 그 작용이 어떠한 목적에 소용되는 가를 구명하는 일은 어렵다고 말하고 있다.

다음에 발의 복합관절로서 중요시되는 것에 정중족근(正中足根)관절(쇼파아르씨 관절)이 있다. 이것은 거주(踞舟)관절과 종투자(踵骰子)관절과의 복합이다. 이 관절에 관해 맨티는 2개의 회전 운동을 인정하고 수평면에 대해 50°위로 경사지는 전후축과의 2개가 있다고 설명하고 있다.

그리고 전자의 축을 도는 운동은 굴곡내전과 신전외전이라고 말하고 있다. 또 1950년에 쉐파아드는 맨티가 지적한 전후축에 언급하여 이것은 뒤를 돌리고 앞을 돌리는 일을 하는 것이라고 말한다.

그러나 이것 등에 대해 반대설도 제기되고 있다. 1951년이 되니 커닝험이 족근중족관절은 근소하나마 내반 및 외반에 기여한다고 언급하게끔 되었다.

발의 관절에 관해 더욱 깊이 연구할 필요를 느끼지만 너무도 전문적이 되므로 다음에 발의 관절의 명칭을 드는 것으로 멈추고자 한다.

그리고 이들의 관절이 상호간에 서로 영향을 미쳐서 소위 관절 복합으로서 작용하는 것이라는 것은 전술의 전문가의 설명으로도 이해할 수 있을 것이다.
발의 관절의 주요한 것은 다음 표와 같다.

관절명	비고
복사뼈(踝) 관절(踞腿관절)	다리와 뼈의 거골과의 연결
부골간(跗骨間) 관절	부골 사이의 연결
쇼오피아씨 관절	은골(珢骨)과 투자골의 연결 거골과 주상골의 연결
부척(跗蹠)관절(리스프랭크관절)	투자골 및 설상골과 척골의 연결
척지(蹠趾)관절	각 발가락(趾)의 기절부와 척골과의 연결
지골간(趾骨間) 관절	

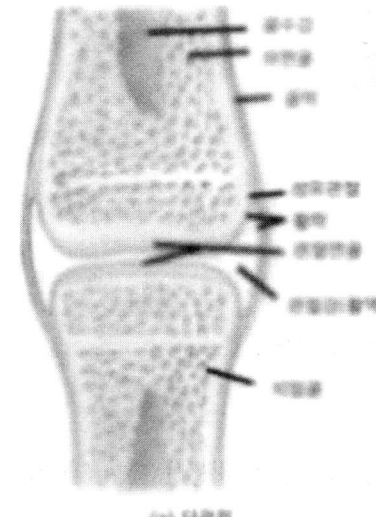 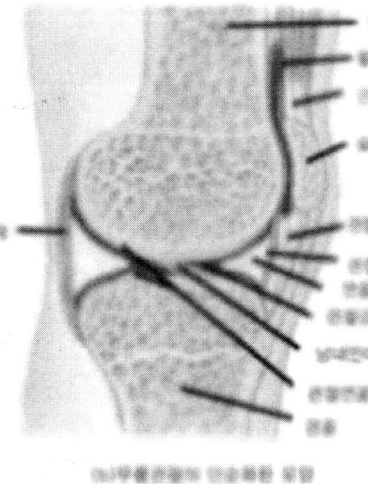

[활막성관절의 구조]

3. 발과 다리의 근육

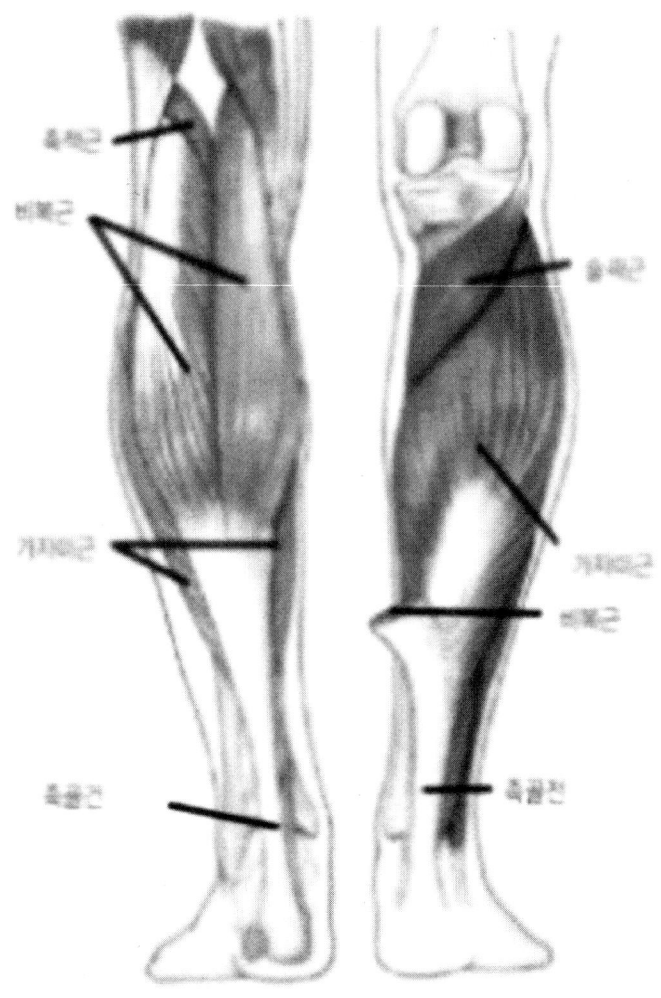

[다리의 근육; 발과 발가락을 움직이는 전근]

다음에 근육에 대해서 구체적으로 음미하여 보기로 한다. 발의 기둥은 특히 다리의 근육과 따로 떼어 놓고 생각할 수 없는 불가분의 관계에 있으므로 우선 다리의 근육부터 시작하기로 한다. 다리의 근육은 다음의 표에서 제시하는 바와 같이 일반적으로 세 개의 군으로 분류된다. 즉 ①신근과 ②비골근 및 ③굴근인데 연구의 편의상 다음의 표시로 한다.

다리의 근육	①신근(伸筋)	위치-앞쪽에 있고 경골과 비골에서 일어남 관계신경-심(深)비골신경 작용-1. 발의 등쪽 굴곡 　　　2. 발가락의 신전
		전경골근-제1설상골에 이름 장무지신근-엄지발가락에 이름 장지신근-4건으로 갈라져 제2,3,4,5가락에 이름 제3비골근-제5척골에 이름
	②비골근(腓骨根)	위치-바깥쪽에 있고 발밑에 부착함 관계신경-천(淺)비골신경 작용-발밑을 바깥윗쪽으로 향하게 함
		장비골근-제1척골에 이름 단비골근-제5척골에 이름
	③굴근(屈筋)	위치-위쪽에 있고 대퇴골 아래끝, 경골, 비골의 후면에서 일어남 관계신경-경골신경 작용-발, 발가락을 발밑 쪽으로 굴곡함, 발이 지상에 지탱될 때는 발끝을 세워서 뒤꿈치를 들게 되므로 보행, 달리기 때는 특히 중요하다.
		하퇴삼두근 비복근-이두근임 비목어근-비복근의 하층에 있음(비복근과 비목어근이 합하여 아킬레스건이 되어 은골에 이름) 족저근- 하퇴삼두건에 부착하는 작은 근 슬와근-슬와부 관계의 근으로 경골위끝에서 끝남 장무지굴근-엄지가락에 이름 장지골근-발밑에서 4건으로 갈라져 제 2,3,4,5에 이름 후경골근-발밑의 여러 뼈에 이름

발의 근은 굴근과 신근으로 이루어지고, 그 주재신경과의 관계는 다음과 같다.

발의 근육	신근(伸筋)	위치- 발등쪽에 있음 작용-신전	
		단무지신근 -심비골신경 단지신근 -심비골신경 족배골간근 –심비골신경 경축 족척신경	
	굴근(屈筋)	위치 – 발밑 쪽에 있음 작용 -굴곡	
		무구근 (拇球筋)	무외전근-안쪽 족저신경 단무굴근-안쪽 및 바깥쪽 족척 신경 무내전근 – 바깥쪽 족저신경
		소지구근 (小趾球筋)	소지외전근 – 안쪽 족저신경 척방형근 – 바깥쪽 족저신경 소지대근 – 바깥쪽 족저신경
		중앙근 (中央筋)	단지굴근- 안쪽 족저신경 척방형근- 바깥쪽 족저신경 충양근(虫樣筋)(四筋)-안쪽밑 바깥쪽 족저신경 족저골간근(足底骨間筋)(三筋)- 심비골신경 바깥쪽 족저신경

우리들의 발의 운동은 우선 다리의 근에 연결되고 있다. 즉, 앞쪽의 4신근(伸筋)과 뒤쪽의 7굴근과 앞쪽의 2비골근에 연결되는 것이다. 그리고 앞쪽의 근은 다리의 뼈를 수직의 위치로 고정하고, 또 복사뼈관절을 보강하고 있다.

뒤쪽 근의 무리(群)도 다리의 뼈를 수직으로 유지하는 것을 구실로 하면서 앞쪽 근의 무리와 협력하여 후술하는 발의 궁형(弓形)을 유지하는 동시에, 여러 기타의 근과 같이 다리를 매어다는 끈과 같은 일을 한다. 이들 다리의 근의 강약은 갖가지 모양의 기형발을 만드는 원인이 된다. 발 그 자체에는 표에 제시된 것처럼 많은 근이 있는데, 대체로 발등에 있는 신근과 바닥 쪽에 있는 굴근의 두 가지 군으로 분류된다. 이들은 어느 것이나 특수한 신전굴곡의 기능을 갖고, 발가락의 굴신, 보행, 구보, 발끝으로 서기 등 모든 발의 운동에서 다리의 여러 근과 협동하여 그 기능을 수행한다.

4. 발의 신경, 맥관, 인대, 근막

(1) 신경

다음에 신경으로 넘어가기로 한다. 하지의 신경은 생체의 신경 중에서도 최대의 신경인 좌골신경이 주축으로 되어 있다. 그 굵기는 펜축(軸) 크기나 되며, 또 길이는 1m나 된다. 좌골신경의 슬와(膝窩)의 위쪽에서, 총비골신경과 경골신경으로 나눠진다. 총비골신경은 태퇴이두근의 안쪽 언저리를 따라 내려와서, 슬와부에서 비측비피신경(腓側腓皮神經)이 갈라진다. 주축의 총비골신경은 비골의 위쪽끝에서 심비골신경과 천(淺)비골신경으로 양분된다.

심비골신경은 장비골근과 장지(長趾)신근의 기시부(起始部)를 관통하여 다리의 앞쪽의 깊은 곳으로 나와 전경골동맥과 병행하여 발등에 이르고 있다. 물론 그 도중에 근의 가지를 다리의 신근군과 발등의 여러 근에 또 피부에의 가지를 발등의 피부에 일부에 주고 있다. 천비골신경은 심비골신경의 바깥쪽에 있으며 다리의 겉층을 내려가서 발등에 이르는 것으로, 그 도중에 있어서 등에의 가지를 비골근에, 피부에의 가지를 발등의 피부에 주고 있다.

경골신경은 슬와의 중앙을 내려가는데 다리 뒤쪽의 깊은 층을 후경골동맥과 병행하여 내려가서 경골복사뼈의 뒤쪽에서 안쪽 족저신경과 바깥쪽 족저신경이 되어 발밑으로 간다. 도중에서 근의 가지를 다리의 굴근과 발밑의 여러 근에게, 또 피부에의 가지를 다리의 뒷면 및 발밑의 피부에 보낸다. 이를 다음에 표로 제시한다.

신경		다리		발	
주(主)신경	분지(分枝)신경	피부	근	피부	근
총비골신경	비측비피신경 심비골신경 천비골신경	바깥쪽	신근 비골근	발등의 일부 발등	발등
경골신경	안쪽 족저신경 바깥쪽 족저신경	뒷면	굴근	발밑(足底)	발밑

또 포엘스타는 하지의 피부는 척수신경에 지배되는 것이라 하여, 다음 그림과 같은 주재(主宰) 구분을 제시하고 있다. 이것은 헷드씨의 신경 과민대와 다소 다르지만, 참고로 제시하기로 한다. 통각과 온각과는 대체로 다음 그림의 범위에서 느껴지지만, 촉각은 어느 정도 넓은 범위로 느껴진다고 말하고 있다.

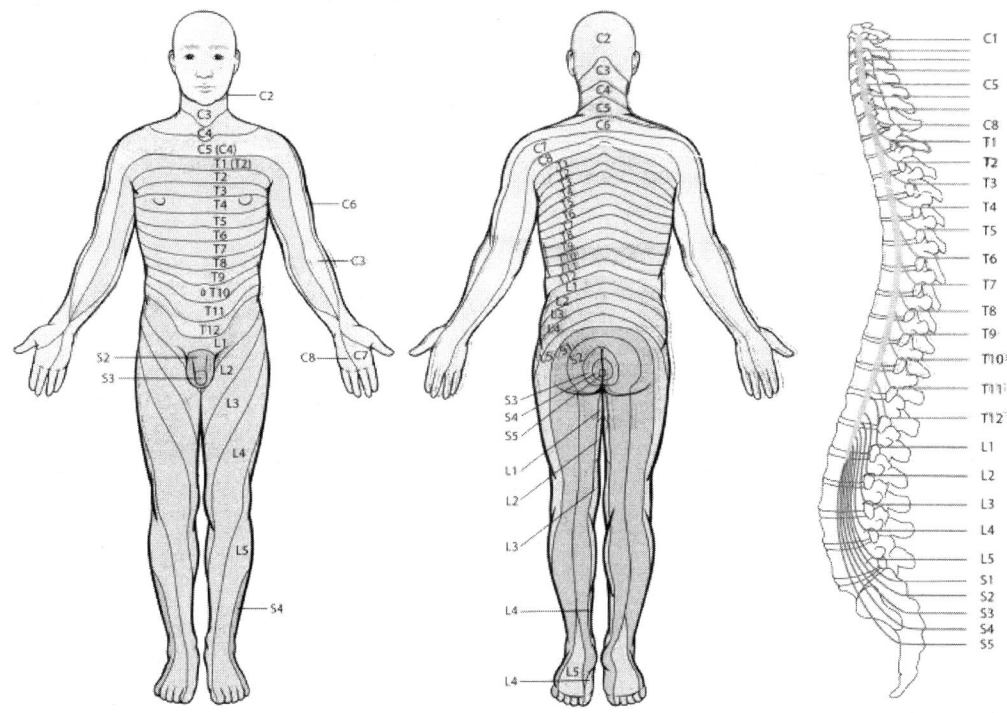

척수신경의 피부 지배도

(2) 맥관(脈管)

주요한 것을 동맥부터 개설하면 다음과 같은 배열로 된다.

대퇴동맥 → 슬와동맥 → { 전경골동맥 → 족배(足背)동맥

비골동맥 → 비측 족저 동맥

후경골동맥 → 경측 족저 동맥 }

위의 동맥 중에서 전경골동맥은 하퇴 아래 4~5cm의 곳부터 촉진되는데 그것이 발목 부위의 곳에서부터 또 깊이 들어가서 촉진되지 않게 된다. 그러나 족배 동맥은 비교적 쉽게 촉진되는데, 그것이 발목 부위의 곳에서부터 또 깊이 들어가서 촉진되지 않게 된다. 그러나 족배동맥은 비교적 쉽게 촉진된다. 또 후경골동맥은 경골복사뼈의 아래쪽 2cm의 곳에서 촉진되며, 그 곳은 거골의 뒤쪽 아래 구석의 겉쪽이 되는 곳이다.

대체로 동맥은 깊이 있으므로 촉진되지 않는 것이지만, 어느 것이나 소동맥에서 모세관으로 되고, 소정맥으로 이어지는 것이며, 다리에 있어서도 발에 있어서도 가는 곳마다 소정맥의 그물이 펼쳐져 있다.

발밑의 소정맥 망은 족저정맥망이라고 불리며 이것이 안쪽, 바깥쪽의 발언저리의 정맥이나 발가락 사이를 통하는 정맥을 거쳐서 발등의 정맥에 연결되어 족배 정맥망이 된다. 그리고 이 속으로부터는 대복재정맥이 또 겉으로부터는 소복재동맥이 일어나는 것이다.

전자는 다리의 안쪽면을 위로 올라가서 대퇴의 앞 안쪽면을 달리고 있다. 후자는 비측면의 정맥혈을 모으면서 다리의 위쪽 정중선을 위로 올라가고 있다. 이 정맥의 기능을 촉진하는 것이, 바로 발부위의 건강, 다리부위의 건강, 이윽고는 전신의 건강증진으로 된다는 것을 이해해야 한다.

(3) 인대와 근막

다음에 우리들은 다리와 발의 근막이나 인대는 어떻게 되어 있는가를 연구하기로 한다. 다리에는 하퇴근막이라는 것이 다리의 피하에 있어서 여러 근을 에워싸는 동시에 내부에 향하여는 격막을 펴서 다리의 3근군을 경계짓고 또 아래에서 제시하는 인대를 만들어 다리에서 발에 이르는 여러 근의 건을 제압하고 있다.

전술한 바와 같이 발의 뼈가 탈구되는 일도 없이 확보되고 있는 것은, 근육의 작용에 의하는 것도 물론이지만, 주로 대소 수십에 이르는 인대의 작용에 의하는 것이다.

그 중 발목의 인대가 가장 중요한 역할을 하는 것인데, 그 주요한 것은 하퇴 횡인대, 십자인대, 파열인대, 비골근 지대(支帶) 등이다. **하퇴횡인대**는 다리의 아래부위 앞쪽에서 경골과 비골 사이에 퍼져 있다.

십자인대는 하퇴횡인대의 바로 밑에 있어서 Y자 형을 이루고 파열인대는 경골복사뼈와 뒤꿈치뼈를 연결하고, 다리의 아래쪽 후면의 안쪽에 있어서 하퇴 굴근의 힘줄을 제압하고 있다. 그리고 또 비골근 지대는 하퇴 후면의 겉쪽에 있어서 비골근의 힘줄을 원호하고 있다.

발의 인대는 그 수가 대단히 많고, 부골 사이에는 대소 20개 이상, 부척(跗蹠)사이에 3개, 척지(蹠趾) 사이에 4개, 척골 사이에 4개, 다시 지골 사이에는 10개 이상이나 된다.

근막은 대체로 발등 부위는 엷고, 발밑 부위는 두텁게 되어 있는 것이 특징이다.

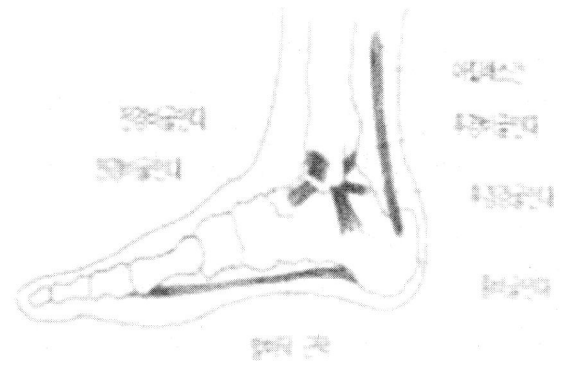

발의 주요 인대

5. 발의 종궁과 횡궁

그러면 이상의 발의 골격과 근육을 염두에 두고 제1척골에서 제5척골까지의 밑면을 연결하면, 거기에 발의 횡궁이 그려지는 것을 보게 될 것이고, 또 은골에서 주상골, 투자골, 척골까지의 밑면을 연결하면 거기에는 발의 종궁이 그려지는 것을 보게 될 것이다. 그러나 외과적 관점에서 보면 횡궁은 종궁처럼 중요한 것은 아니다.

뼈는 인대에 의해 마디가 합쳐지고, 궁형은 **뼈**와 인대와 근에 의하여 넓혀져서 하수(下垂)되지 않게끔 되어 있다.

보통의 발을 해부학상으로 보면 삼각대를 이루고 있다. 즉, 뒤꿈치와 제1척골의 머리 부위와 제5척골 전체의 삼각대이다. 다시 상세히 말하면 뒤쪽의 지점인 뒤꿈치는 은골이 되고, 이것은 또 앞쪽의 지점보다도 중심에 대하여 수직이며, 거기에다 **짧게** 되어 있다.

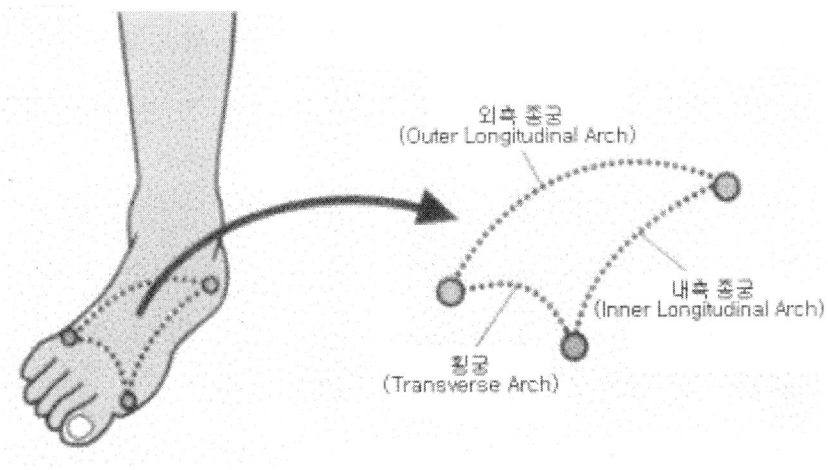

발의 종궁과 횡궁

앞쪽의 2개의 지점 중 바깥쪽 부위는 투자골과 제5척골로 되고, 그리고 안쪽 부위는 주상골과 제1설상골과 제1척골로 형성되어 있다. 이들의 앞쪽의 안쪽 부위의 여러 **뼈**는 설 경우는 각 개인에 따라 지면에서 떨어져 솟아오르는 정도는 각각 다른 것이다. 따라서 양 발을 나란히 밀착시키고 서면, 발바닥에 완전한 궁륭이 만들어지게 된다. 다시 상세히 검토하면 횡궁에는 척골을 가로지르는 궁과 설상골을 가로지르는 궁과의 2개의 횡궁이 있다. 그리하여 척골의 횡궁을 앞쪽 횡궁 또는 제1횡궁이라 부르고 설상골의 횡궁을 위쪽 횡궁 또는 제2횡궁이라고 부르고 있다.

일부의 외과의는 앞쪽의 횡궁의 존재를 부정하고 있는데, 그들 외과의는 뒷축이 높은 구두를 상용하여 제3척골이 아래쪽으로 전위하고 있는 사람만을 상대하고 있으므로 그런 주장을 말하는 것이다.

유아의 발을 보면 횡궁의 존재가 명확히 증명된다. 뒤축이 높지 않은 보통의 신발을 사용하고 있는 사람이 설 경우의 체중의 수직선은 종궁의 정점이 아니고 거의 뒤꿈치 쪽으로 떨어지는 것이다. 그런데 뒤축이 높은 구두를 사용하면 수직선은 앞쪽으로 이동하여 종궁의 정점에 떨어지고 다시 더욱 뒤축이 높은 구두를 사용하면 수직선은 더 앞쪽으로 옮겨 질 것이다.

역학적으로 보아 우리들의 체중의 수직선은 뒤꿈치로 떨어지게끔, 그리고 역학적으로 이것을 안정시키기 위해 척골이나 지골이 앞쪽의 지보로 되어 있는 것이다. 따라서 발의 뒤쪽이 수평면에 대하는 각도는 직각에 가깝고 앞끝의 각도는 13°를 중심으로 이에 가까운 각도를 이루고 있다. 이 13°의 각도는 역학적으로 가장 이상적인 각도이며, 철도의 레일은 이를 이용하고 있다.

그런데 중심의 수직선이 뒤꿈치의 선에서 앞쪽으로 이동했을 경우는 그리고 그것이 종궁의 중심으로 이동했을 때 역학적으로는 뒤꿈치의 각도가 13°가 되어 궁형은 등각 삼각형으로 되는 것이 가장 좋을 것같이 생각된다.

그러나 이런 일은 환상 같은 이야기이고 현실적으로는 우리들은 중심이 뒤꿈치에 걸리도록 머리를 쓰지 않으면 안 된다. 그리고 또 그렇게 하는 것은 건강 증진의 비법이기도 하다.

나는 지금 횡궁과 종궁을 말했는데, 실제는 발밑은 모두가 궁형(弓形)에 의하여 이루어진다고 생각된다.

예를 들면 은골에서 투자골, 제4, 제5척골의 발밑을 연결하여도 다시 또 은골에서 주상골, 제1설상골, 제1척골의 발밑을 연결하여도 2개의 종궁이 그려지는 것이다. 아니 각 척골은 각각 자체가 종궁을 이루고 있다고도 볼 수 있는 것이다.

발의 기능은 발밑의 궁(弓)에 의하여 모두 수행되는 것이며 따라서 중국에서는 발의 근본이 여기에 있다고 하여 발바닥을 족심이 소재하는 곳이라고 부르고 있다.

6. 체중 지보의 중점은 어디인가?

여기서 다시 한 번 체중의 **중심선**을 음미하여 보기로 한다. 우리들이 가만히 있을 경우는 탄성적인 받침줄보다도 고정적인 받침줄 쪽이 효과적인 것은 자명한 일이다. 생체에 있어서는 자연의 섭리는 이 원칙을 구체적으로 나타내고 있다. 즉, 일어선 경우에 **고정적 받침줄**로서 체중은 고관절 및 무릎을 통하여 거골의 관절에 전해지고 그곳에서 거골을 관통하여 은골로 내려간다.

은골에는 돌기가 있어서 **거골**을 확보하고 있다. 한편 체중은 다시 여기에서
투자골을 통해 제5척골에 이른다. 또 제4척골의 뒤쪽 끝에 솟아오른 결절이 있어서 체중을 떠받치는 데 한 몫을 하게 되어 있다.

이 경우 탄성적 받침줄은 발의 안쪽에 있어서 다음의 운동에 적응하게끔 말하자면 대기의 태세를 하고 있다. 우리들의 체중은 **뒤꿈치**와 **제5척골**과 **엄지발가락**의 3점, 양발로는 6점으로 지탱하고 있다고는 하지만, 서서 가만히 있을 경우는 거의 뒤꿈치만으로 지탱되고 있다.

그리고 제5척골은 보조적 역할을 제공하고 있는 정도이다. 체중을 떠받치는데 있어서의 엄지발가락의 역할은, 그것이 다음의 운동으로 옮겨질 경우의 탄성적 받침이다. 이렇다는 것은 역학적으로 보아 중심이 종궁의 정점에 떨어지지 않고 뒤꿈치 쪽에 떨어지는 것으로도 판단될 것이다.

조화의 신이 체중의 수직선을 종궁의 정점에 떨어지게끔 하였다고 하면 발의 종궁은 더 두텁고 견고하게 구조되어 있지 않으면 안 될 것이고 또 전술한 것처럼 종궁의 정점을 중심으로 하여 발가락도 뒤꿈치로 등각삼각형의 등각으로 되고 따라서 같은 각도를 유지하게끔 되지 않으면 사리에 맞지 않는다.

조화의 신은 이런 불합리를 피하여 중심을 중점적으로 뒤꿈치에 걸고 제5적골은 이에 대해 보조적 역할을 하게하고, 또 **제1엄지발가락뼈**에는 대기적 역할을 하게 하여 가만히 서 있는 자세에서 아마도 다음의 운동에의 동작을 경쾌하고 신속하게 그리고 또 탄력성을 갖도록 하게끔 설계한 것일 것이다.

우리들이 해부실이나 해부학 책에서 보는 발은 결코 정상적인 것은 아니다. 그것은 뒤꿈치가 높은 구두를 상용하였든가, 아무렇게나 앉는 자세습관에 의해 이상을 일으킨, 그리하여 구조에 변화를 가져온 발이다. 뒤꿈치는 원래 선 경우에 온 체중을 지탱하도록 설계된 것이므로 이 완전한 기능을 저해하는 것같은 어리석은 일을 해서는 안된다.

우리들의 발은 다른 중량을 떠받히는 삼각대와 같이 받침의 3점중의 1점이 높여지면, 다른 2점에 체중이 여분으로 걸리게 된다. 뒤꿈치를 높게 하면 엄지발가락과 제5적골에의 부담은 가중되고 따라서 이들 두지점은 새부담에 대해 즉시 응하게 된다. 이것이 한창 자라는 유아이면 발전체가 장축을 중심으로 하여 안쪽으로 회전하여 뒤꿈치의 자연적인 수직선은 손상되고 제5적골의 결절은 땅에서 들리도록 될 것이다.

7. 발의 궁과 근육

이상에서 발의 골격, 근육, 신경, 맥관 등을 살펴보았는데 여기에서 종궁과 횡궁, 그것들이 어떤 관계를 갖고 있는지를 다시 알아보기로 한다. 종궁은 발바닥인대나 근막에 의하여 확보되고 있다. 더욱 이것을 보좌하는 것으로서 여러 가지 근육의 인대성 작용이 있다. 즉 전경골근, 후경골근, 장·단굴지근, 내전투근, 발밑의 작은 근 등이 종궁의 만곡에 참여한다. 이들 근 중에서 어떤 것은 궁 전체를 끌어당기고 있는 데에 불과한 것도 있다.

전경골근은 위로부터 궁 전체에 대해 작용하며, 둥근 고리로 열쇠묶음을 들어올리는 것처럼 궁 전체를 끌어올려서, 궁이 적당한 면에 있어서 작용하도록 하고 있다. 그러나 어떤 전문가는 이에 반대하여 전경골근에는 궁을 편평하게 하는 작용이 있다고도 말한다. 그러나 일반적으로는 전자의 설이 바르다고 되어 있다.

전경골근과 대척의 위치에 있는 것은 장비골근이며 이것은 발 전체를 외전시켜, 회궁을 비낌으로 지탱하고 있다. 전경골근이 적당히 발달하고 있지 않는 경우는 종궁은 장비골근에 의하여 끌려 내려가는 경향이 있다. 그런데 장비골근이 경련을 일으키면 편평족이 되는 데서 정비골근과 종궁의 관계를 알 수 있다.

후경골근은 발의 중 부골부를 솟아오르게 하여 궁을 지탱하고 또 외전부무근과 발가락의 작은 근은 신발을 신지 않는 경우에 한하여 궁을 바르게 유지하도록 보좌하고 있다. 비장근과 비목어근은 복사뼈를 가장 힘있게 펴는 작용을 가지며, 기립자세를 취할 때, 이 양 근만이 활동한다고 하면 궁은 편평하게 되지 않을 수 없으리라. 그 연유는 양 근은 아킬레스건에 의하여 궁의 한쪽 끝에 붙어서, 궁의 만곡을 크게 할 수 없기 때문이다.

이상적인 궁은 적당한 높이를 갖고 있지 않으면 안 된다. 그리고 보행할 때는 강하고 빈번하게 건축할 수 있는 건전한 근육의 건에 의하여 지탱되고 가만히 있을 때는 이완하는 것이어야 한다. 이것을 한마디로 말하면 이상적인 궁은 완전한 탄력을 갖고 있는 일이다.

따라서 궁의 좋고 나쁨은 궁의 높고 낮음에 따라 결정되는 것이 아니고 궁의 탄력성에 의해 결정되는 것이다. 이것은 바로 금속체의 용수철이 만곡과 단면의 여하에 의하는 것은 아니고 탄성의 강도에 의하는 것과 같은 일이다. 결국 궁을 지탱하고 있는 근육의 성능 즉 강도, 견축성, 이완성에 의하는 것이다.

8. 발의 내측의 선

정상적인 발에 있어서는 발의 안쪽의 선은 곧게 나가고 그 끝에 엄지발가락이 있다. 따라서 양 발의 엄지가락은 병행하고 기타의 발가락은 똑바로 앞쪽을 향하며 또 발의 내측은 수직이 아니면 안된다. 그러나 발은 뒤꿈치를 중심으로 하여 부채를 반쯤 연 모양을 하고 있다.

이러한 형태는 몇 가지의 효력을 갖고 있다. 즉 발의 앞쪽을 떼지 말고 엄지가락을 붙인 채 뒤꿈치도 붙여서, 체중을 고관절에서 뒤꿈치로 옮겼을 경우에 당연히 옆쪽으로 불안정 상태가 생기는데, 앞에 말한 부채를 반쯤 연 모양의 발의 형태는 이 불안정을 상쇄해 버린다. 또 양 발의 안쪽의 병행선과 수직선은 안쪽 복사뼈 또는 발달한 비골근의 찰상을 막아준다. 다음에 엄지가락을 병행되게 하여 걸을 때, 이것은 또 가장 생리적인 보행법인데, 이렇게 하면 발의 온 길이를 이용하여 걸을 수가 있다.

걷는데 있어서 발의 온 길이를 이용하는 것과 발끝이 안쪽으로 들어가게 걷거나 팔자걸음으로 걷기 때문에 발의 온 길이를 이용하지 못하는 것은 한 걸음 사이에 있어서는 사소한 차이지만 이것을 하루의 보행 전체에 있어서 계산하면 거대한 거리로 되는 것이다. 아니 거리의 문제보다도 발끝이 안쪽으로 들어가게 걷거나 팔자걸음으로 인한 나쁜 자세가 건강에 미치는 나쁜 영향은 가볍게 보아 넘길 수 없는 문제이다.

그러나 일부 사람들 사이에는 우리들이 자연의 발은 앞쪽이 아니고 바깥쪽으로 향하도록 배치되어 있다고 하는 사람도 있다. 그러나 이 설이 오류인 것은 어린이나 단거리 선수, 도약 선수, 그리스의 고대 입상 조각 등의 발을 보면, 일목요연하다.

그들의 발의 엄지가락은 직각으로 앞쪽으로 병행하고 발의 능률과 미관을 겸비하고 있다.

농부는 뒷다리 2개가 접근하여 거의 스칠 듯한 말을 즐겨 고르는데, 그런 말은 끄는 힘이 대단히 크기 때문이다.

그러나 근세가 되는데 따라 군국적 필요에서 각국에 있어서는 아직 골격이 굳지 않은 청소년을 몰아세우고 군사훈련을 강제하였는데, '차렷' 자세에 있어서 양 발꿈치를 붙이고 발끝을 60°의 각도로 벌리도록 강제적으로 훈련한 결과 오늘의 청년층 이상의 남성의 발은 다소 곧바른 직선에서 벗어나서 바깥쪽으로 향하고 있는 것은 사실이다. 그러나 그렇다고 하여 이 형태가 자연적인 것이 아닌 것은 분명하다.

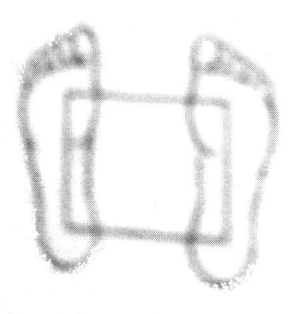 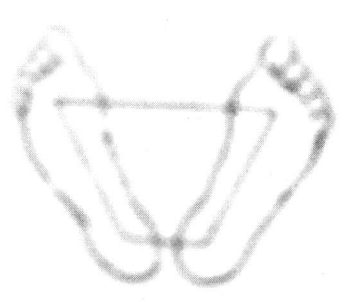

A ; 섰을 때 정상적 위치   B ; 비정상적 군대적인 자세

9. 발의 운동과 근육 및 신경

이상으로 발과 다리의 골격, 신경, 맥관, 인대 등을 개략적으로 모두 살펴보았는데 이들의 응용문제로 발의 운동과 근육, 신경 등이 어떻게 관계하고 있는 것인가, 그리고 거꾸로 또 이 운동에 의하여, 관계하고 있는 근육이나 신경이 건강 상태에 있는지 혹은 마비 상태에 있는가도 미루어 알 수 있게 되는 것이다.

다음의 발의 운동과 근육 및 신경을 나타낸 표는 바로 이들의 관계를 나누어서 표시한 것이다.

발의 운동과 근육 및 신경					
발의 등의 굴곡운동	발가락 등의 굴곡운동	발밑의 굴곡운동	발가락 밑의 굴곡운동	발의 외전운동	발의 내전운동
관계근육		관계근육		관계근육	
전경골근 장지신근 제3비골근 장무지신근	장무지신근 단지신근 장지신근 단무지신근	비복근 장지굴근 비목어근 단비골근 후경골근 장지굴근 장무지굴근	단무지굴근 장지굴근 장무지굴근 단지굴근 무지외전근 단소지굴근 무지내전근 소지외전근	장비골근 장지신근 단비골근 제3비골근	후경골근 전경골근 장기굴근 장무지굴근 장무지신근 비복근 비목어근
관계신경		관계신경		관계신경	
심비골신경 천비골신경 L_4, L_5, S_1	심비골신경 L_5, S_1, S_2	경골신경 천비골신경 비측족저신경 L_5, S_1, S_2	비측족저신경 경측족저신경 경골신경 S_1, S_2	천비골신경 심비골신경 L_5, S_1, S_2	후경골신경 심비골신경 경골신경 L_4, L_5, S_1, S_2

비고 : L은 요추, L1은 제1요추 척수신경
　　　 S는 천추, S_1 은 제1선추 척수신경

| 제4장 |

동서양의 족상(足相)

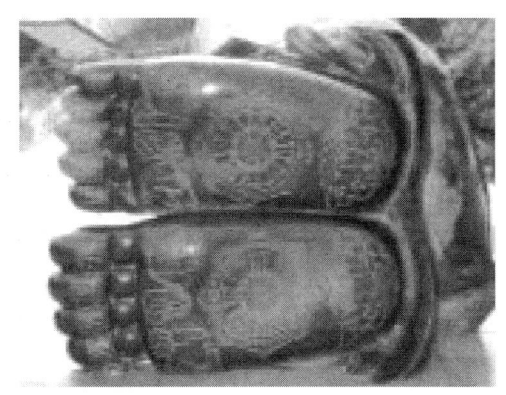

1. 과학으로서의 족상

나는 체모 관측의 한 분과로서 족상을 중시하고 있다. 그런데 수상을 보는 것 같은 가벼운 기분으로 「좀 발바닥을 보여 주십시오」할 수는 없다. 특히 문화인으로 자처하는 신사, 숙녀 제군은 발바닥이 아니라 맨발을 남 앞에 들어내는 것은 에티켓에 맞지 않다고 하여 싫어하므로 족상의 연구는 수상만큼 빨리 진척하는 것이 아니다. 또 비문화인은 맨발로 짚신도 신지 않고 걸어다니므로 족상은 아무튼 무너져 있다. 어느 것이든 족상의 연구는 배꼽 모양의 연구보다도 곤란하다.

배꼽의 경우는 모양을 관찰하고 깊이 위치 등을 실측하면 그것으로 되지만, 족상의 경우는 발의 길이, 폭, 높이, 궁의 높이, 주위의 높이, 복사뼈의 높이, 내외 복사뼈의 폭 등 소위 발의 모습(足容) 다리나 넓적다리의 비율, 발끝과 뒤꿈치의 각도 등등을 실측하지 않으면 안되므로 일은 간단하게 마무리되지 않는다. 그러나 이런 연구를 함으로써 비로서 족상의 과학이 완성되는 것이다.

상식적으로 흥미를 끌게 하는 두세 가지를 들면, 뒤꿈치의 피부의 두께는 남자는 3.5mm, 여자는 2.1mm로 발표되고 있는데 이것도 직업에 따라 다른 것은 누구나 알고 있을 터이다. 또 발의 높이는 즉, 대지로부터 발등의 높은 곳까지를 잰 계수는 각각 사람에 따라 다르게 되어 있는데 이것을 키와 비교하여 100배한 수를 대신장비(對身長比)라고 하는데, 일본사람은 대체로 3.0~4.7이다. 발 길이의 대신장비는 15.0으로 되어 있다. 일반적으로 하지의 길이도, 상지의 길이도 같은 것처럼 생각되고 있으나 통계는 다음과 같이 말해주고 있다.

상지와 하지에서 길이 비교	상지(%)	하지(%)
좌우 같은 길이의 것	18	32
좌우가 같지 않은 것	82	68
우지가 긴 것	75	15
좌지가 긴 것	5	53

2. 하지의 피하출혈

여기에서 하지의 피하 출혈을 중심으로 이른바 **하지의 상(相)**으로부터 건강 상태를 판단하는 방법을 언급하기로 한다.

20세 이상의 여성으로 무릎의 안쪽 즉, 가랑이의 직고근(直股筋)에 파란 또는 **빨간 줄**이 나타나 있는 것은 그 곳의 피하 출혈을 말하는 것으로 이것은 기생충이 있는 사람이다. 직고근의 피하 출혈은 결국 장의 내면의 피하 출혈을 뜻하는 것이며 기생충은 그 출혈에 의하여 자라고 있는 것이다.

가랑이 바깥쪽에 파란 줄이 나와 있는 것은 정력 무능력자이다. 가랑이의 안쪽에 파란 줄이 나와 있는 것은 자궁 돌출부분의 피하 출혈을 말해 주는 것이며, 이것은 성적불감증을 뜻하는 것이다. 말하자면 남편 거부증 환자이다.

또 무릎과 서혜부와의 사이의 중심부터 위쪽에 피하 출혈이 나타나 있는 것은 음폐해야 할 곳의 피하 출혈을 말해 주는 것이며, 그 출혈의 좌우 어느 것인가의 진한 쪽으로 자궁이 후굴되고 있는 것이다. 또 가랑이의 뒷면의 피하 출혈은 심장의 장해를 의미한다. 여기에서는 일반적인 흥미를 중심으로 한 족상의 강설에 그치고자 한다.

3. 발밑의 먹물 찍기

발의 건강을 관찰하는 방법으로 발밑의 먹물 찍기가 있다. ①은 우량, ②는 불량, ③은 편평족, ④는 나쁜형, ⑤는 병인형이다. 먹물로 발의 형태를 찍을 때는 우선 먹물로 적신 걸레와 흰 종이를 준비한다. 기둥에 붙어서 걸레를 놓고, 그 위에서 기립하는 것인데 다리도 등도 머리도 기둥에 붙인 자세로 선다.

다음에 흰 종이 위에 발을 옮기는데 그 경우도 자세를 바르게 하고 서는 데에 유의한다. 발의 모양을 찍었으면 거기에 연월일을 적어 둔다. 냉욕욕 전후에 발밑 모양을 찍어서 그것을 비교해 본다. 목욕 후의 면적이 작아졌으면 자유로 활동하여도 좋다. 목욕 후의 편이 확대되어 있으면 감식하여 면적을 줄이도록 강구한다.

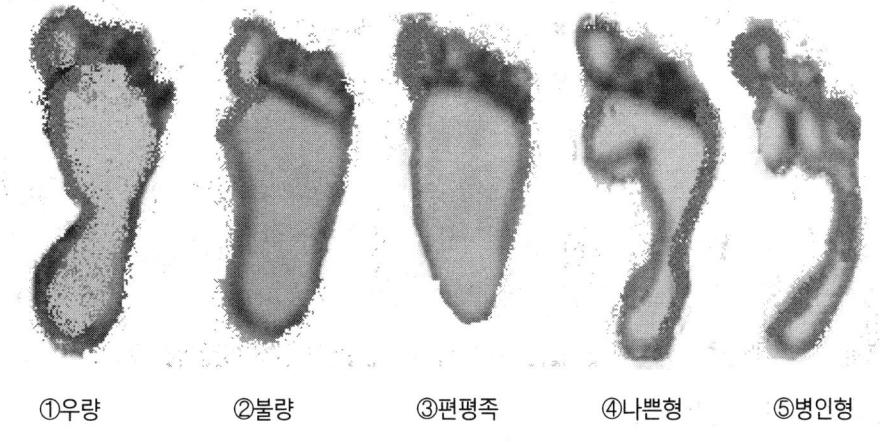

①우량　②불량　③편평족　④나쁜형　⑤병인형

4. 발가락의 무늬

발가락에도 지문과 같이 무늬가 있다. 그 무늬의 모양은 지문의 경우처럼 4종류로 분류한다. 즉, 궁상문(弓狀紋), 갑종체상문(甲種搋狀紋), 을종체상문(乙種搋狀紋), 와상문(渦狀紋)이다. 아시아인의 발가락 무늬의 종류별 비율은 대체로 다음과 같다.

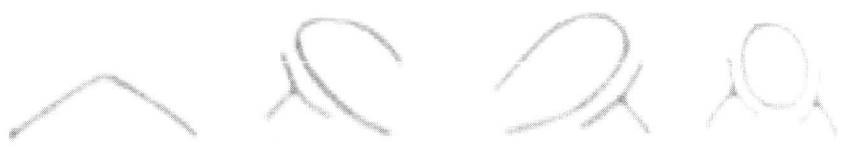

| 궁상문 | 갑종체상문 | 을종체상문 | 와상문 |

종류	%	종류	%
을종체상문	59	와상문	17
궁상문	22	갑종체상문	2

[표의 통계는 일본사람에게 있어서 발가락 무늬의 종류별 비율을 기준으로 한 것]

5. 발밑의 무늬 모양

발밑에는 손바닥과 같은 정형적인 본능선, 이지선, 직감선 등은 그려져 있지 않다. 이는 발가락은 퇴화되어 손가락처럼 길지가 않고 각 발가락의 운동권은 작은 범위로 한정되어 있는

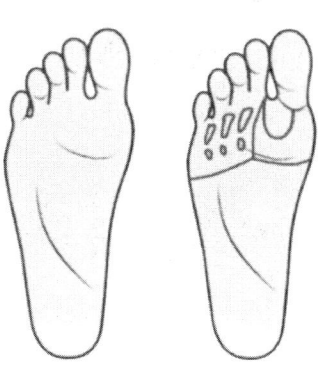

발의 주름 삼채와 족구

데에 그 원인이 있다. 발밑의 주름으로서는 위의 그림과 같은 대단히 광범한, 그리고 불규칙한 것이 보일뿐이다.

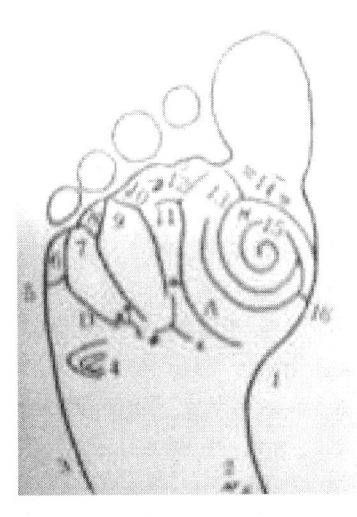

그러나 발밑의 무늬로서 1905년 슈라겐하우엔은 삼체 (三體-세 가지로 갈라지는 곳)가 정형적인 것이라고 주장하고 있다. 물론 이 세 갈래는 새로 생기고 퇴화하고 하는데, 엄지가락이 붙은 부위를 싸는 세 갈래와 그것보다도 가까운 쪽에 있는 세 갈래는 대형으로 그려진다. 그 외에 발가락이 붙은 부위에 소형의 것이 보이는 것은 확실하다.

그 전해에 와일더가 발밑 무늬의 연구를 발표하고 다시 또 1918년에는 웨토오즈와 공동 연구로 발밑 무늬의 연구를 발표하고 있다. 그들의 설에 의하면 발밑 무늬는 무지구문, 지간문, 삼채문, 소지구문, 중문의 5가지에 의하여 연구해야 할 것이라고 한다.

즉, 모지구문은 제1척지관절의 아랫면이 부풀어 오른 무늬이고 원형은 소용돌이 무늬이며 거기에 세 갈래 무늬를 갖고 있다. 단 세 갈래 무늬 중 한 줄이 없는 수도 있다. 발가락 사이의 무늬는 각 발가락이 붙은 부위의 사이에 그려지는 것으로 그 무늬의 형은 U, N, W, O자의 네 종류의 형으로 분류하고 있다.

또 연구의 편의상 제2지와 제3지 사이를 제1구(區), 제3지와 제4지의 사이를 제2구, 제4지와 제5지의 사이를 제3구라 부르고 그곳의 무늬는 무슨 자(字)형이라고 하는 것이다. 세 갈래 무늬는 발가락 사이 무늬의 아래쪽 즉 가까운 쪽에 보인다. 소지구분은 4의 위치에 보여지는 말발굽 모양 무늬이며, 때로는 2개 나란히 있는 수도 있다. 제5번째 뒤꿈치 무늬는 보통 2개의 말발굽 모양의 무늬이며 그것이 나타나는 경우는 소지구문보다도 적은 듯하다.

이 외에 발밑의 무늬에는 **촉구(觸球)**라고 하여 피부가 둥글게 높아져 있는 것이 보인다. 이것은 내부의 지방 조직이 형성하는 것으로 촉각을 예민하게 하는 작용을 갖고 있는 데서 이 명칭이 생긴 것이다. 그러나 성년 후는 점차로 없어진다.

6. 동양의 족상

동양에 있어서는 원정지평(圓頂地坪)이라고 하여 인간은 평평한 대지에 서서 둥근 하늘을 받들고 있으므로, 발은 평평하고 머리는 둥글다고 하고, 천지건곤(天地乾坤)을 부모로 삼고 태어나서 천지음양(天地陰陽)의 기를 호흡하며 살고 있다고 주장하였다. 따라서 발의 설명에도 음양설이 들어 있지만 여기서는 생략 한다.

대퇴를 용(龍)으로 다리를 호(虎)로 일컬어 용이 길고 호가 짧은 것을 좋은 상(上相)으로 본다. 다리가 등의 살집이 좋고 뼈가 노출 안 되는 것이 부귀하고 대길(大吉)한 것이라 한다. 발이 큰 것은 하천(下賤)이고 너무 작은 발도 흉한 것으로 취급된다. 발등의 살집이 두텁지도 엷지도 않으며 뼈가 노출되지 않는 것은 길(吉)한 것이고 살이 두텁고 둥글게 보이는 것은 하천한 상이라 싫어한다. 또 발가락에서 발등에 걸쳐서 부드러운 털이 나와 있는 발은 길족(吉足)이라고 하여 귀하게 보며, 모든 재난을 면하지만 그 털이 굳은 것은 좋지 않다고 한다.

발밑에 무늬가 없는 것은 우매빈천(愚昧貧賤), 세로 주름을 길한 것으로 가로의 주름은 흉한 것으로 본다. 무늬의 최고급은 금륜문(金輪紋)인 데, 나는 양 발밑에 이것을 갖고 있다. 소용돌이 무늬(渦紋)은 고귀하여 입신이 빠르고 귀갑문(龜甲紋)은 오래살아 이름을 내고, 십자문은 대흉(大凶)으로 믿어진다.

명당이라는 것은 움푹 들어간 곳인데 살이 팽팽하고 부드러운 것은 길, 살이 굳은 것은 하천, 또 명당이 없는 평평한 편평족은 흉이고 너무 높은 것도 빈천을 뜻한다.

발가락에 관해서는 엄지발가락이 단정하고 짧은 것은 길, 중지가 긴 것은 총령지(總領趾)라고 하여 이런 소유자는 2, 3남(男)으로 푸대접 받던 자도 부모의 재산을 상속 받게끔 된다고 설명하는 등 정말로 봉건적인 냄새가 풍기는 것이 있다.

그러나 동양의 이들의 족상설을 해부학적 견지에서 비판하면 몰아서 헌신짝처럼 버릴 수 없는 소위 계륵(鷄肋)의 느낌이 있는 것도 있다. 나는 동양의 족상설을 가까운 장래에 과학적으로 해명하였으면 하는 생각을 갖고 있다

| 제5장 |

발과 생체와의 관계

1. 4대 원칙과 발

나는 **건강 생활의 4원칙으로서 피부와 사지 및 영양과 정신**을 들어왔다. 그리고 이들 4지가 밀접한 불가분의 관계에 있다는 것을 전술하였다.

여기서 재차 발과 피부, 특히 피부의 주요 기능인 발한과의 관계에 대해서 말하고자 한다. 우리들은 네발로 지탱되게끔 설계된 생체를 두발로 지탱하는 생활로 진화하여 온 관계로 다리 끝 즉, 뒤꿈치와 복사뼈에 극도의 짐을 지우게 하여 발끝의 발가락 부착점, 발바닥의 관절, 복사뼈의 경첩의 세부분에 염증을 일으키도록 되었다. 염증이 일어나면 거기에 세균이 번식한다. 이 번식하는 세균을 죽이기 위하여, 자연양능은 체온을 상승시켜서 이에 즉응(卽應)한다.

물론 그 경우의 체온의 상승은 의식되지 않을 수도 있는데 대개는 추위를 잘 타게 되어 두껍게 입는 습관을 갖게 된다. 두껍게 입는 것은 피부를 둘러싸게 되고 그 때문에 피부의 기능은 장해된다. 더구나 두껍게 입는 습관은 결국 발한의 원인으로도 된다.

그런데 발한하면 <피부편7)>에서 상술한 것처럼 생체로부터 수분, 염분, 비타민C가 상실되어 간다. 수분의 결핍은 구아니진의 증가로 요독증이나 궤양의 원인이 된다.

---

7) 譯者註: 피부편은 아트하우스출판사 『미용과 정용-씬디의 니시의학 피부편』에 수록되어 있다.

염분의 결핍은 위의 소화불량을 일으키는 동시에 다리의 신경염의 원인이 된다.
또 비타민C의 결핍은 이(齒)나 잇몸에 장해를 일으키고, 그것이 반사적으로 경추 3,4번에 고장을 일으켜서 나중에는 부갑상선의 장해를 유발하고 그것이 또 경련이나 경직이나 연축(攣縮)의 증상을 가져 온다.

이상과 같이 **발의 고장이 두껍게 입는 습관이 되고, 발한의 원인이 되며 이 발한에 대해 적당한 조치를 하지 않는 한 만병으로 발전할 가능성이 기다리고 있다.**

참으로 생체는 하나의 악순환의 성질을 띠고 있다.

선의로 해석하면 원통무애(圓通無礙)[8]의 경지이기도 하고 이것이 생체의 일자(一者)로서의 특징이기도 하다. 질병을 중심으로 하여 음미한 즉 악순환이지만, 전쾌의 과정을 음미하여 본다면 다시 더욱 완전한 건강체에 있어서의 각 기관의 기능을 음미하여 본다면, 원통무애의 묘한 작용에 경탄할 것이다.

2. 발의 손상과 질병과의 관계문헌

이상 너무 비전문가답지 않게 발의 해부나 생리를 끈덕지게 말해 왔는데, 결국은 우리 **인간은 두 개의 발로 걷는 것이므로 그 역학적 관계는 생체 자체에 영향을 미쳐서 그것이 여러 가지 질병의 원인**으로 되는 것을 설명하고자 하여 예비지식으로 언급한 것이다.

이 일은 건축에 있어서도 같은 것이다. 돈을 아껴서 기초 공사를 허술하게 하면 건물은 점점 틀어지게 된다. 입주자는 사정을 모르므로 여닫이가 나쁘기 때문이라고 말하지만 여닫이보다도 기초공사가 나쁜 것이다. 신장이 나쁘다 하면서 미국산의 비싼 약

---

[8] 불교에서 나온 말로서 원통무애(圓通無礙)는 원융무애(圓融無礙)와 비슷한 의미로 원융무애하다는 것은 원만하고 융통해 걸림이 없으며, 방해됨이 없이 융합하다는 의미이다. 원융무애는 대립이 없는 초월의 경지에 나타나는 현상이며, 바로 화엄사상을 말한다.

을 먹어도 일시적으로는 나은 것같이 보여도 얼마 지나면 또 나빠진다. 물론 신장이나 심장도 장해를 받아서 나빠져 있겠지만 근본적인 원인이 기초 공사인 발에 있는 경우가 많은 것이다. 그런데 현대의 의학자는 특히 일본의 의학자는 발과 다른 기관과의 관계를 알고 있는 사람은 없다고 해도 좋을 정도이다.

다음에 참고로 구미의 의학전문가의 발과 다른 기관과의 관계를 몇 가지 열거해 보기로 한다.

프랑스의 소오렐 ;「발의 손상은 목에 나력(瘰癧)9)을 만든다.」「발은 신체를 지탱한다.」**「발은 건강을 관장한다.」「발은 바른 자세의 어머니이다.」**

독일의 호오만 ;『다리와 발』의 저서에서 **발과 내장 질환의 관계**를 언급하였다.

미국의 모오튼 ;『인간의 발』의 저서에서 **발과 생체의 역학 관계**를 강조 하였다.

영국의 헤이하오 ;『발의 건강과 질환』중에서 특히 중증 질환의 지표로서의 발의 1장을 두고, **발과 심장병, 신장병, 혈관병의 여러 관계**를 언급하였다.

독일의 모옴 ; 인간의 발에서 발의 중요성을 언급하고 있다. 독일 육군 군의(軍醫) 하임과 해군 군의 분데르리히의『발의 손상과 군역(軍役) 적응증)』에 있어서 **발을 손상하면 13 종류의 질병을 유발하며, 또 척수에 고장을 일으킨다**고 주장하였다.

영국의 드루에타 ; 제2차 세계대전에 있어서 **발을 손상한 사람은 신장을 상해받았다**고 보고하고 있다.

미국의 F.레윈 ;『발과 복사뼈』에 있어서 **「발은 건강 전부를 관장한다」**라고 주의하고 있다.

---

9) 나력(瘰癧) ; 결핵균이 귀·목 등의 림프선에 침입하여 결핵을 일으키며, 몇 개의 멍울이 생기고 연쇄상으로 붓는 병으로 결핵성림프선염, 림프절결핵이라고도 한다. 귀와 목에 생긴 나력을 경부림프절결핵 또는 경선결핵(頸線結核)이라 하며 멍울이 작은 것을 나, 큰 것을 력이라 한다.

3. 발의 장해와 신경반사경로

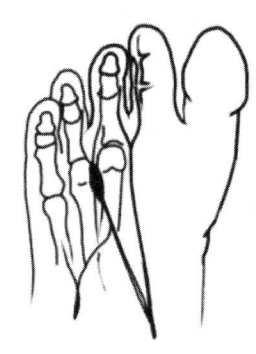

시험 삼아 발가락 부위를 꼭 쥐어 보면 많은 사람들이 오른쪽 또는 왼쪽에 통증을 느낄 것이다. 양쪽이 아프다고 하는 사람은 별로 없다.

모르톤씨 신경종

이것은 필라델피아의 외과의사 모르톤이 발견한 것으로 대개는 제4척골 뼈머리의 염증이어서 발견자의 이름을 따서 **모르톤씨병**이라 부른다. 독일의 방사선과 의사 퀼러씨가 발의 질병에 어린이의 주상골이 붓든가 누르면 아프든가 하는 병이 있는데 이것을 **제1 퀼러씨병**이라고 말하고 있다. 10세부터 65세의 어른, 특히 10세부터 18세의 청소년에게 많고, 그 중 여자가 남자보다도 4배나 이환율이 많다고 하는 **제 2 퀼러씨병**은 척골뼈머리(蹠骨頭)의 특유의 병이다.

비인의 외과의 알바아트(1840~1900)가 발견한 **엘버트씨병**은 아킬레스건의 염증이며, 이것도 발의 장해로서는 상당히 많은 것이다.

프랑스의 소오렐이 발견한 **소오렐씨병**은 복사뼈의 장해로 양 복사뼈의 주의 특히 아래쪽 부분을 내외로부터 누르면 통증이 아래쪽의 발바닥에 반사하는 병이며 이것도 비교적 많은 병이다. 발을 전문적으로 연구한 학자는 오늘날까지 36명이나 있어서 각각 그의 발견자의 이름을 붙인 누구누구씨병이라고 하는 것이 발에는 많은데 이환율이 높은 것은 위의 네 가지 질병이다.

인체에는 신경의 반사경로라는 것이 있어서 신경은 일정한 경로를 더듬어 반사하여 간다. 발에서부터의 반사경로는 다음과 같다.

즉 오른발에 모르톤씨병이 있는 사람은 왼발에 소오렐씨병이 있다. 왼발에 모르톤씨병이 있는 사람은 오른쪽에 소오렐씨병이 나타난다. 양 씨의 병이 오른쪽과 왼쪽에 동시에 나타난다고 하는 일은 없고 또 발의 질병은 반드시 반사적으로 온다.

이 경로를 더듬어 가면 다음과 같이 된다.

우(右)모르톤씨병 → 좌(左)소오렐씨병 → 우슬(右膝)관절염 → 변비 → 간장 → 왼쪽 아랫가슴 → 오른쪽 윗가슴 → 왼쪽 어깨 → 오른쪽 편도선 → 왼쪽 머리.

좌 모르톤씨병 → 우 소오렐씨병 → 좌슬(左膝)관절염 → 맹장염 → 비장 → 오른쪽 아랫가슴 → 왼쪽 윗가슴 → 오른쪽 어깨 → 왼쪽 편도선 → 오른쪽 머리.

위에서 추측되듯이 오른쪽 발의 모르톤씨병자는 오른쪽 무릎에 통증을 느끼고 왼쪽 결장에 변비가 되기 쉽고 신장병에도 걸리기 쉬우며, 간장, 담낭염, 오른쪽 폐, 오른쪽 편도선, 왼쪽 편두통 등에 걸리기 쉽다는 것으로 된다.

또 왼쪽 발의 모르톤씨병은 왼쪽무릎에 통증을 느끼고 맹장에 걸리기 쉽고, 신장도 침범되기 쉽고 비장, 췌장, 왼쪽 폐, 오른쪽 견응, 왼쪽 편도선, 오른쪽 편두통에 주의하지 않으면 안 되는 것으로 된다.

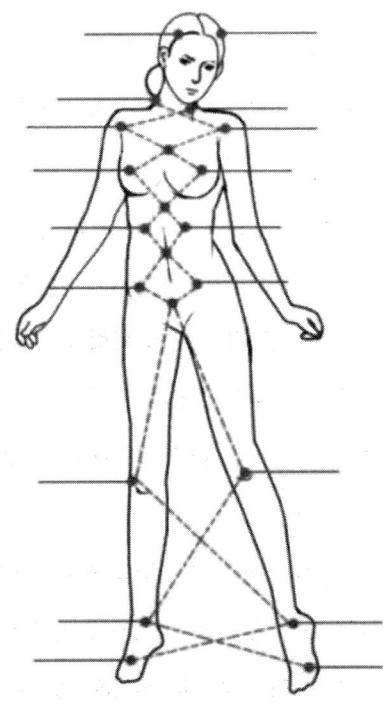

인체신경반사경로

4. 쇼올의 설

미국의 쇼올은 『발의 취급법』에서 다음과 같이 말하고 있다.

「발의 뼈와 근육과는 완전히 배치되고 분배되어 발의 횡궁이나 종궁을 만들고, 그리고 신체 전체의 무게를 지탱하면서 보행에 있어서는 발의 각 부분이 자유로이 움직이도록 근육이 배치되어 있다. 이들의 근육은 동맥관, 정맥관, 임파관 및 신경 계통과 경탄할 만큼 치밀하게 연계되고 있다.」라고 말하고 또한 「발의 고장은 전신의 건강을 지배한다.」「발의 동통(疼痛)은 말하자면 전기와 같은 것으로 몸의 일체의 방향으로 신속하게 전달되어 간다.」「발에 근소한 장해가 일어났더라도 그것을 등한시 하면 바로 무거운 병이 유발된다.」 등등 발의 중요성을 개론적으로 언급하고 이어 각론적으로 말하고 있다.

「미국 내의 국민이 발에 정통한다면 미국 내에는 거의 병자는 없어질 것이다. 만일 발에 고장에 있으면 그것은 나아가서는 편도선을 앓는다든가 이비인후를 앓는다든가 한다. 발만 건전하게 해 놓고 그리고 다른 곳과의 관계를 알게 되면 이비인후를 앓는다든가 하는 일은 없게 된다.」

「발바닥 물집, 발가락의 경직, 발바닥의 못, 모르톤씨병, 퀼러씨병 기타의 발의 모든 병, 편평족, 통각과민의 뒷꿈치, 무릎의 동통 등은 반드시 편도선염에 관련되고 있다」.

「하지의 정맥류는 목의 나력(瘰癧, 연주창)에 관련하고 있다.」

「요통과 무릎의 동통은 각기와 관련되어 있다.」

「다리가 아픈 것과 가랑이가 아픈 것은 치통과 관련되고 등이 아픈 것은 심장병과 신장병에 관련된다.」

「몸 전체의 피로에는 발의 질환이 어깨가 엉키는 데는 발의 아픔과 심장, 신장, 호흡기병 증의 하나 혹은 두 가지가 관여하고 있다.」

「요통은 각기 즉, 비타민B의 결핍에서 오고 있다. 이(齒)가 좋은 사람은 발에 고장이 없다.」

쇼올은 이밖에도 여러 가지로 발의 질병과 발 이외의 질병과의 관련성을 상세히 말하고 「30년 이상에 걸친 임상상(臨床上)의 나의 경험에서 우러난 이 소책자에서 말하는 사항에는 결코 거짓은 없다.」라고 자신하는 바를 솔직히 단언한다.

쇼올의 설에는 확실히 탁월한 식견과 진지한 노력의 흔적이 역력히 보인다. 그러나 아우래도 온후하고 독실한 일반 임상의(臨床醫)의 거짓없는 보고 모양으로 혼잡하게 얽혀있어서 거기에는 이론(理論)이 결핍되어 있다.

물론 의학 이론은 임상가가 제공해 주는 많은 여러 문헌을 정리하고 통일하여 그리로 부터 귀납적으로 조직이 짜여가는 경우가 많으므로 우리들은 발에 관한 문헌을 제공한 자로서 쇼올의 공적을 높이 평가하지 않으면 안 된다.

그러나 나는 전항에서 상술한 인체신경반사경로를 이용한다면 어느 정도 쇼올의 문헌도 이론적인 체계를 갖추게 될 것이라고 확신한다.

5. 뉴쯔엄의 설

많은 사람들은 발을 몸에서 멀리 떨어진 것이라고 생각하기 쉽다. 그런 결과는 너무나도 참혹한 일이 많은 것이다. 헤이호오는 다음과 같이 역설하고 있다.

그렇게 되고나서 비로소 발이라는 것이 사회의 보건 전반에 대해 참으로 중요한 역할을 하고 있는 것임을 생각하게 되는 것이며, 질환이 없어지지 않는 한 발이라는 것을 제외할 수는 없다.

발과 관계가 없다고 생각되고 있는 **내장 기관도 발과 밀접한 연관**이 있는 것이고 따라서 나는 **내장 기관 중에서 기체관계의 기관의 고장은 상지의 조작에 의해서, 액체관계의 기관은 하지의 조작으로 쾌유되는 방향으로 이끌 것**을 제안하고 있는 것이다.

현대의학에 있어서는 절대 안정이 엄명되고 있는 폐결핵의 환자에 대해서도 나는 운동을 권하고 있다. 운동이라고 해도 '서서 운동하라', '일어나서 운동하라'는 운동이 아니고 몸을 안정하게 한 채로 **상지의 운동**을 하는 것이다. 물론 병상(病狀)에 따라서 손의 운동에 한정되지 않으면 안 될 경우도 있고, 손과 팔굽 아래(前腕)에 한정되는 경우도 있고 상지 전부를 운동하여도 걱정이 없는 경우도 있다.

하지의 경우는 특히 심장과 신장 및 혈관에 이어져 있다. 미국의 누츠엄은 그의 저서 『사람의 수명』 특히 부제로서 「그것은 심장과 신장과 혈관에 지배 된다」라고 제목한 저술에서 **발의 고장을 일으키면 제 1로 심장이 해를 받는다**고 말하고 있다. 또 **심장의 질환이 발에 영향을 미치는 것은 많은 임상가가 인정하고 있는** 바이다.

원래 심장은 조직에서 돌아 온 정맥혈이 충분한 한, 정상적인 기능을 수행하여 모든 조직에 동맥혈을 배급할 수 있는 것이지만, **심장에 고장이 생기면, 약간의 혈액은 역류하여 조직 중으로 스며 나와 종창을 일으키게 되는 것이다.**

신장에 관하여도 같은 것을 말할 수 있다. 신장은 여과기로서 **활동하는 것이며**, 일정량의 물을 몸 안에 받아 이 신장에 장해가 생기면, 물의 배설을 충분히 할 수가 없게 되어, 몸 안에는 여분의 수분이 체류할 수 있게 된다. 이 여분의 수분은 중력의 관계와 보행이나 기거(起居)의 관계에서 발이나 복사뼈에 침입하여 온다. 전술한 심장 및 신장의 관계로부터 **혈관성질환은 체액의 과부족에서 생기게 된다**는 것을 스스로 이해하게 될 것이다.

6. 위클러의 설

최근 시몬 J.위클러는 『발은 수명을 단축한다』라는 저서를 내고 발의 건강이 생명을 좌우하는 것이라는 것을 공개하고 있다. 다음에 이 책에서 우리들의 주의를 환기하는 부분을 다음에 간추려 보기로 한다.

「발의 부조(不調)는 발 및 다리 부위만이 아니고, 해부학적으로 먼 신체의 조직에도 중대한 소란과 상해를 일으킬 수 있는 것이다.」

「어린이에게 있어서 몹시 **불균형한 발은 가차 없는 만성적 피로 및 의통(嶷痛)을 받는 원인**으로 된다.」라고 말하고 다음과 같이 우리들의 주의를 환기하고 있다.

「**불균형한 발은 흔히 머리와 목을 비정상적인 자세로 만든다.** 목은 앞쪽으로 굽혀지고, 그리고 한쪽발이 다른쪽 발보다 나쁘면(일반적으로 그렇지만) 목은 다시 한편으로 기울어진다. 목을 항상 이 이상(異常)자세로 하고 있는 것(발이 심하게 변형되어 있는 경우에는 이것은 가끔 필요하다)은 경추골 사이에 부분적 전위(轉位)를 일으키게 하는 일이다.」

「무력화한 발에서 유래하는 자세의 상해 및 압박을 축적하는 것은 외과의사의 수술대든가, 또 아마도 퇴행성 질병의 하나에 의한 조사(早死)로 통하는 길인 것을 인식해야 할 것이다.」

「현대에 있어서는, 만성적인 자세불량이 무력한 발에서 유래되는 이상한 압박 및 의통(嶷痛)과 함께, 근래의 세대에서 보여지는 성적 곤란의 중요한 원인이라고 나는 믿는다.」

「발이 회복하여 압박이 제거된 때에는 심리상 또는 호르몬상의 관여 없이, 성적 기능의 부활을 향수할 수 있다.」

「**전체적으로 무력화한 발에서 유래되는 신체의 압박은, 유일의 원인은 아니라고 해도 뇌 및 신경 조직의 변화를 일으키고, 나아가서는 신경병에의 귀착을 강요하는 극히 특수한 원인을 이루고 있다**고 나는 주장 한다. 이미 제출되고 있는 병력들은 무력화된 발을 처음으로 돌이키어 압박의 발생을 적게 함으로써 누차 신경통은 경감되고 치유될 수 있다는 것을 입증하고 있다.」

뇌종양과 발의 관계에 관하여 다음과 같이 말하고 있다.

「**발부위의 질환에 의하여 야기되는 나쁜 자세를 바로잡기 위하여, 목을 언제나 기울여야 되고, 그 결과 뇌수는 두개골의 내부에서 끊임없이 이상한 창상(創傷)을 받는 위치가 된다.** 이런 사실은 그것 때문에 생기는 바의 머리로 들어가는 경동맥에의 압박 증대를 수반하게 되므로, 발을 앓을 때는 뇌종양에 걸리는 일이 많아지는 것을 설명할 수 있을 것이다.」

「통계가 가리키는 바에 의하면, **위암은 무력화된 발을 갖고 있는 민족의 사이에서는 가장 흔한 형의 암인데, 발이 무력화되어 있지 않은 민족 즉 원시 민족의 사이에서는 위암은 드물게 밖에 보이지 않는다.**」라고도 말하여, 암과 위암과의 관계에 논하고, 다음과 같이 암 전체와 발과의 관계에 대해 말하고 있다.

「…….그렇지만 여기에서 강조할 수 있는 하나의 사실은, 다른 데에 어떤 영향을 미치든 간에, **어떤 형의 암에 있어서는, 거의 언제나 무력화된 발에서 유래하는 끊임없이 자세적 염증이 암 형성이 정확한 위치가 발견되는 듯이 보이는 일이다.**」

7. 발과 민간요법

(1) 발과 뜸

뜸의 치병적 기초는, 신경의 반사 작용을 이용하여 질환부의 주재(主宰) 신경을 자극 흥분시키는 일과, 백혈구를 증식시켜서 질환부의 자연양능(自然良能) 작용을 높이는 일에 있다. 이 신경의 반사 작용을 이용하는 데서 뜸에 있어서는 자리 즉, 경혈(經穴)이 중요시 되는 것이다.

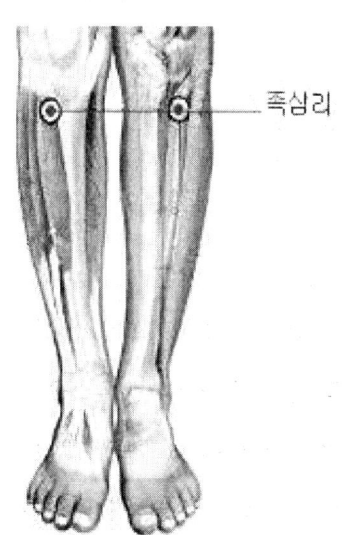
족삼리

나는 여기에 뜸을 끌어낸 것은 뜸의 치병적 효능을 선전하기 위한 것이 아니고, 발에 치병적 역할이 얼마나 중요한 것인가, 그리고 그것이 뜸 놓는 사람에 의하여 어떻게 이용되고 있는가를 이해하도록 하기 위해서이다.

예부터 건강 장수의 유명한 뜸으로 삼리(三里)의 뜸이 있다. 삼리의 뜸뜨지 않은 사람과는 함께 여행을 하지 말라고 할 정도로 삼리의 뜸은 무병하게 되고 건각가(健脚家)가 된다고 한다. 그 삼리의 뜸은 경골 위쪽 끝의 바깥쪽이라고 하고 있다. 복막염이나 신장병, 간장병에 병발(倂發)하는 복수, 즉 복강에 물이 차는 병에 대하여, 뜸으로는 양 발의 뒤꿈치 바닥의 중심을 뜸자리로 하여 고치고 있다.

또 탈장에 대해서는 탈장이 나타난 쪽의 안쪽 복사뼈의 앞언저리(前綠)의 바로 밑을 뜸자리로 하여 고치고 있다. 각기의 경우는 그것이 붓는 각기 즉 습성 각기의 경우는 복수의 경우와 같이 뒤꿈치 바닥의 중심에, 붓지 않는 건성 각기의 경우에는 양 발바닥의 제 3지 부착부의 횡근의 중심에 뜸을 뜨는 것으로 되어 있다.

(2) 발과 지압

지압요법이야말로, 신경의 반사작용과 맥관이나 조직에 대한 자극에 의하여 치료 효과를 올리는 것으로 뜸과 같이 발을 지압함으로써 그 관계 기관의 질병을 고친다고 하는 것이다. 지압요법가의 설에 의하면, 양 발의 지압은 배, 생식기, 머리 등에 정체하고 있는 혈액을 발쪽으로 유도하여 치병 효과를 올리는 것이며, 특히 위장병, 부인병, 동맥경화증, 졸증(卒症)10), 폐결핵, 늑막염 등에 주효하다고 선전하고 있다.

또 좌골신경통에는 양 발 외에 등과 엉덩이, 무릎의 관절염에는 무릎 이외에 하지의 지압과 오금을 누르고 각기에는 발 전부의 지압을 한 후에 하지를 위쪽으로 마찰하는 등등 여러 가지로 발과 다리는 지압요법가에게 이용되고 있다.

단 이런 일들은 니시의학 건강법의 실천자에게는 소용이 없는 일이다.

(3) 발밑과 바르는 약

늑막염, 복막염, 신장염, 각기 등으로 물이 차는 병에 대해서는 발바닥에 석산(彼岸花11))과 아주까리를 섞어서 빻은 약이나, 용설란으로 만든 약을 발라서 효과를 내고 있다. 발바닥과 내장 기관의 수분과의 관계 등에 대해서는 현대의학은 미신이라 하여 돌아보지도 않지만 주효하는 것은 확실하다.

---

10) 졸증(卒症): 뇌출혈, 뇌혈전으로 갑자기 쓰러지는 병
11) 수선과의 다년초로서 들에 자라며 가을에 홍색의 독특한 꽃이 피고 줄기는 약용함

현대의학으로 설명할 수 없는 모든 요법은 과연 미신으로 치부하여 헌신짝처럼 던져 버려도 좋은지는 생각할 필요가 있다. 대중은 정직한 것이다. 의사의 설명보다도 낫는 쪽이 좋으므로 현대의학에 상관없이 민간요법이든 미신이든 실효가 있는 요법에 매달리는 것이다.

8. 발의 생체

(1) 지인(至人[12])은 뒤꿈치로 숨을 쉼

장자(莊子)에 「지인의 숨은 뒤꿈치로써 하고, 중인의 숨은 목구멍으로 한다.(至人之息以踵衆人之息口喉)」라고 하였다. 또 장자에 「지인은 자기를 없이 한다」라고 하였다. 사심 사욕이 없는 소위 마음이 허(虛)한 사람이 지인이다.

자기를 허로 하면, 건(乾)을 부로 하고 곤(坤)을 모로 하여 태어난 생체는, 천지를 연결하는 중심점인 뒤꿈치에 의하여 호흡이 된다고 하는 것이다. 우주와 자기의 접점을 뒤꿈치로 취한 데에, 장자의 사색은 심원하고 유연함이 엿보인다. 중인은 목구멍으로 호흡한다. 확실히 목구멍으로 호흡하고 있다.

폐결핵 공포증에 걸려서, 폐만 튼튼하면 전신의 건강이 유지된다고 깊이 생각하고 있는 사람들은 심호흡법을 열심히 제창하고 있다. 그러나 이것도 장자가 말하는 중인(衆人)의 숨쉬기와 오십보백보이라고 생각한다.

생체의 중심은 기해단전(氣海丹田) 즉, 하복부에 있다는 선인의 설에 따라서 복식 호흡법이라는 것이 일부의 식자로부터 제창되어 얼마간의 찬성자를 갖고 있지만, 그들의 실행자는 미주신경 긴장증이 되어 내장하수에 빠지는 경향을 갖고 있다.

확실히 하복부는 생체의 중심이고 거기에는 태양총으로 부르는 복강의 신경총이 있고 또 복강의 모든 맥관의 주요점이라는 점에서 현대의학에서도 「**내장의 뇌**」로 부를

---

12) 도덕이 극치에 이른 사람

정도로 생체의 중요점이다. 이 점에 착안한 것까지는 좋다고 치고 뒤꿈치 숨쉬기에서 암시를 얻어 무비판적으로 복식 호흡하는 점은 비판의 여지가 남아 있다고 생각한다.

(2) 발과 폐결핵

폐결핵의 징후로서 다음의 사항이 지적된다. 그 첫째는 프레데릭씨 징후로 치은의 가운데쯤의 가로로 조금 높아진 부분에 붉은 자주색 혈관이 보이는 것, 두 번째는 론바르디씨의 징후로 경추 7번, 흉추 1, 2, 3번의 극상돌기에 붉은 자주색의 혈관이 보이는 것, 세 번째는 프란케의 증상으로 치은에 붉은 혈관이 보이는 것이다.

그런데 이상 세 징후가 나타나 있는 환자의 무릎 부위의 경골과 대퇴골의 뼈끝에는 반드시 파열이 나타나 있다고 하는 것이다.

나는 어린이에게는 짧은 반바지를 입혀 언제나 무릎을 내어 놓아 무릎부위의 혈관을 수축시키도록 노력하라고 주장하여 왔다. 그와 동시에 무릎의 글로뮤를 활동시켜서 모세관 수축에 의해 갈 바를 잃은 혈액을 글로뮤로 흐르게 하라고 주장하고 있다. 또 한편 어린이에게는 반드시 편상화(編上靴)를 신겨서 발목을 보전할 것을 주장하여 왔다. 발목의 보전은 신장의 장해를 막는 동시에 폐결핵의 예방으로도 되는 것이다.

(3) 발과 심장

우리들이 사지를 갖고 있다는 것은 우연한 일은 아니다. 하등 동물인 해파리도 4개의 다리를 갖고 있다. 사지가 진화의 도상 전지(前肢)가 되고 후지(後肢)가 되고 인간에 있어서는 보행의 관계에서 그 직능이 전혀 다른 것으로 된 것이다.

그러나 이것을 심장과 관계를 갖고 있는 점에 있어서는 인간도 네발 동물도 별로 다르지 않다. 즉, **앞다리는 심방을, 뒷다리는 심실을 또 왼쪽 다리는 심장의 좌측과, 오른쪽 다리는 심장의 우측과 관계를** 갖고 있는 것이다. 따라서 오른발이 고장을 일으키면 우심실이 침범되어 폐에 보내지는 혈액에 장해가 일어나고 왼발이 고장을 일으키면 좌심실이 침범되어 전신에 혈액을 배급하는 기관에 침해가 나타나게 된다.

(4) 오른쪽 다리는 정맥관, 왼쪽 다리는 동맥관

이탈리아의 전기편람에 왼손잡이는 전기공사의 공원이 될 수 없다고 주의서가 붙어 있다. 공사 중에 고압선에 닿아 전격을 받아서 오른쪽 발의 반이 떨어져 나가도 죽지 않지만 왼쪽 발이면 새끼손가락만한 전격부위라도 즉사하기 때문이다.

이것은 **왼쪽 다리는 동맥관**을 맡아보고 **오른쪽 다리는 정맥관**을 맡아보기 때문이다. 그러나 그렇다고 하여 오른쪽 다리와 정맥관은 불필요하다는 이론은 성립되지 않는다. 생체일자(生體一者)에는 오른쪽 다리도 왼쪽 다리도 정맥도, 동맥도, 엄지발가락도, 새끼발가락도 포함되어 있을 터이다.

(5) 발과 간장

나는 무쯔엄의 설의 항에서 신장과 물과 발과의 관계에 언급했는데, 지금 여기서 다시 간장과의 관계에서도 언급하지 않으면 안되겠다. 간장은 우리들이 생수만 마시고 있으면 오줌 속에 요소와 암모니아를 만들어 준다. 그런데 이 양자는 신장을 경유하지 않으면 안 된다.

따라서 신장이 건전하지 않으면, 간장도 그 기능을 수행할 수가 없게 된다. 신장의 건강은 발에 의하여 좌우되는 것이며, 따라서 발의 건강은 간장에도 영향을 미치게 되는 것이다. 결국 발을 건전하게 하는 것이 선결문제로 된다.

우리들은 발을 건전하게 함으로써 신장을 건전하게 하고 생수를 마시어 간장을 건전하게 하고 운동을 함으로써 건전한 근육을 만들도록 해야 한다. 그리고 발의 운동 발의 조작에 의해 전신의 근육은 활동하고 운동하게 된다. 또 근육의 운동에 의해 암모니아 요소가 만들어 진다. 그러므로 생수를 마시어 간장의 기능을 높이는 동시에 신장의 협력을 구하여 요소나 암모니아를 처리한다. 발과 물과 신장과 간장과의 관계를 알게 되면 발은 단순한 생체의 물리적 받침이 아닌 것을 이해 할 수 있을 것이다.

(6) 발과 변비

친구와 이야기하고 있으면 구취가 심하여 사교계로부터 경원되고 있는 남자가 있었다. 서로 농을 주고받는 사이였으므로 「자네는 변비일 텐데...」 하고 물은즉, 일주일을 안가는 수도 있다고 하는 심한 편이었다. 그렇게 모아두면 뜻밖의 이자(利子)가 붙게 된다고 하고 웃었던 것이다. 나는 그에게 변비의 해를 말해주고, 발의 운동법과 생식법을 가르쳐 주었다. 2주간이나 되니까 몰라 볼 정도로 싱싱한 얼굴로 찾아와 대뜸 「있어, 있어」하는 것이다. 「집사람이 기뻐해서 말이야」라고 덧붙이는 것이다. 매일 변통이 있고, 구취도 사라져 부인이 크게 기뻐한다는 것이다. 크게 경하할 일이다.

(7) 코의 고장은 발에서부터 고쳐라

감기에 들려 코가 막혀서 긍긍하던 사람의 발을 덥혀주면 코가 쑤욱 트이게 된다. 코의 고장은 발을 고치지 않으면 낫지 않는다고 가르치고 있다. 발을 고치면 코가 낫고, 코나 나으면 눈에서 코로 통하는 준민(俊敏)[13]한 머리의 소유자가 될 수 있는 것은 틀림없다.

콧날(鼻筋)이 날씬한 미인이라고 흔히 말하지만 뒤로 돌아가서 뒤쪽 위로부터 코끝을 보면 콧날이 날씬한 미인이라도 대개 코가 굽어져 있다. 그리고 굽어진 편의 발가락의 부착 부위를 위 아래로 부터 꾹 눌러 보면 「아얏!」하고 아프다고 한다. 단, 제4나 제3의 발가락이 붙은 부위에 한한다. 이것은 모르톤씨병이다. 또 코가 굽은쪽의 무릎에 자세하게는 경골의 뼈끝에 파열이 있는 것이다.

요염한 미인도 코가 굽어 있다. 발가락에 고장이 있고 무릎에 파열이 있을 때, 차례로 벗겨가며 검토하여 보면 말이 아닌 것이다. 역시 미인은 전생체를 일자로서 보는 것이 제일이다.

(8) 다리와 눈

부엉이의 다리를 꺾으면 동공의 주위에 홍채에 상처가 나타난다. 우리들도 다리가 약해자면 시력도 점점 쇠퇴하여 어쩐지 먼지가 끼인 것처럼 된다. 다리가 굳어져소 탄력성이 없어지게 되면 눈의 고장도 빈번하게 되어 굳어진 다리를 끌면서 안과의 문을 찾는 것은 어찌된 일일까? 안과의사는 눈과 다리의 관계를 모르므로 언제까지도 눈만 만지작거리고 있다. 그리고 말하는 것이다. 「눈병의 1주간은 1개월이라고 하지 않습니까?」 1년이라고 말하지 않으니 그만큼 환자에게는 구원되는 것 같은 느낌도 든다.

---

13) 준민(俊敏) ; 머리가 좋고 날렵하다.

(9) 발과 합리적 강정법

나는 3번 결혼하여 3번 이혼한 고운 아가씨를 알고 있다. 어머니가 여러 이야기를 하는데, 젊은 여자의 일이니 이야기가 핵심의 주위를 돌고 본론에는 들어가지 않는다. 나는 방에서 눕는 자세를 취하게 하여 보았다. 내가 예상한 대로 발목이 흐느적거리며, 바닥에 발이 털석 닿을 정도로 외전(外輾)되고 있다. 누웠을 때 발목이 방바닥과 60°의 각도를 유지하는 것이 해부학적으로 바른 것이다. 나는 발의 건강법을 가르쳐 주었다.

그 후에 네 번째 결혼을 하여 파경은 커녕 만족하고 행복한 생활로 보내며 니시의학 안산법으로 아기를 낳아 기념사진을 보내 왔다. 발과 성(性)과는 불가분의 관계에 있다. 나는 어린이들의 결혼식이 가까워지면 일부러 일을 만들어서 걷게끔 하고 있다.

(10) 입덧은 네 발 걷기로 낫는다

나는 매월 1회 마루노우씨의 토키와에서 오찬을 같이하는 실업가들의 토키와회에서 건강 담화를 하는 것으로 되어 있었다. 아니 나 자신도 회원의 한 사람이다.

어느날 밤이 깊어서 회원의 한사람에게 전화가 걸려 왔다. 따님이 입덧이 심하고 이 닷새간은 먹기만 하면 토한다. 점점 몸이 쇠약해지고 주사를 놓아주지만 조금도 낫지 않는다며 어떻게 하면 좋을까하는 상담이었다.

나는 다음의 내용을 가르쳐 주었다. 방안을 20분간, 네발로 8자를 그리면서 걸을 것, 걷는 방법은 뒤꿈치를 방바닥에 붙이도록 하는데 무릎은 굽히지 말 것. 네 발을 옮기는 방법은 오른손과 왼발, 왼손과 오른발 하는 식으로 서로 손과 발을 함께 낼 것. 그런데 30분도 되기 전에 경과보고가 왔다. 15분간으로 입덧은 멎었다고 하였다. 처음 3분간은 땀을 많이 흘리고, 5분이 되니 생(生)땀이 나며 완전히 지쳐서 5분간 쉬고, 그 다음에 다시 계속하여 그럭저럭 15분쯤으로 입덧은 멎었다. 「의사의 '주사 등과는 달리 잘 듣는군요…'하며 간호원이 놀라고 있습니다.」라고 하는 것이었다.

『제네널 오브 더 아메리칸 메디컬 어소시에니션』에 의하면, 입덧은 병이 아니고 정신 작용이라고 한다. 임신에 대한 잠재적 의식 반항과 유산에 대한 잠재적 욕망에 의하여 일어나는 것이라 한다. 사실이라면 우리들 인간의 잠재의식에는 생각지도 않은 모반자(謀反者)가 살고 있는 셈이다.

(11) 네 발 동물은 1선(線), 두발 동물은 1점(点)

준마가 달리는 것을 뒤에서 보고 있으면, 거의 일직선상을 4개의 다리가 번갈아 달리고 있는 것처럼 보인다. 그런데 타마(駝馬)가 될수록 좌우의 발이 밟는 간격은 넓어져서 평행하는 2개의 선을 달리고 있는 것처럼 보인다. 두루미고 해오라기고 과식하면 왼쪽다리로 서고 이물(異物)이라도 먹으면 오른쪽 다리로 서있다.

생체의 중력을 외쪽 다리 하나로 지탱하는 것은 소화기능을 촉진시키고, 오른쪽 다리 하나로 의지하는 것은 소독기능을 화동시키는 것이 된다. 네발동물에서는 1선, 두발동물에서는 1점, 직선의 세계서 점의 세계로, 이것은 묘미 있는 생태의 현상이다.

우리들의 보행은 좌우상호이다. 소화와 소독을 교호작용을 시키고 있는 것이다. 마라톤이고 등산이고 생체의 중력을 한쪽 다리에서 한쪽 다리로 전환시키는 시간을 단축하면 할수록 피로는 적게 된다. 이상의 이론을 기계화하여 일상생활에 전개한 것이, 나의 『악하현수기』, 『미용기』 및 『생체선전의』이다.

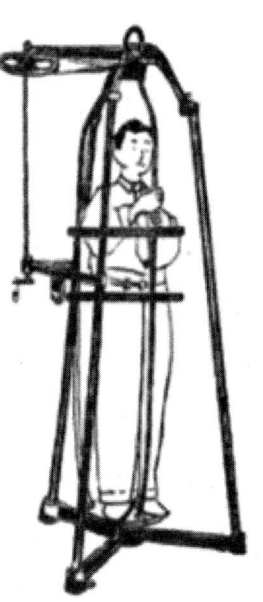

[생체 선전의]

발은 심신 전체의 문제

「발의 문제는 결코 국부적인 문제가 아니고 신체적, 정신적인 종합문제이다.」 -헬무트 하임 & 콘테르리히 의학박사

| 제6장 |
발의 장해

1. 절름발이

발의 장해로서 누구에게나 눈에 띄는 것은 그 원인이 발 부위에 있는가, 다리부위에 있는가, 아니면 하퇴(下腿)에 있는 가는 별도로 하고 다리를 저는 일이다.

저는 데는 여러 가지 종류가 있다. 예를 들면 장해부가 마비되어 건전한 편의 다리와 같은 행동을 할 수 없기 때문에 일어나는 절름발이, 물론 환부의 위치나 질환의 정도에 의하여 각각 특수하게 절룩거린다. (「체모의 연구」에서 「사지와 체모」의 장 참조) 보통의 걸음으로는 동통을 느끼게 되니까 동통을 피하기 위해 체중을 되도록 건전한 다리에 주면서 걷기 때문에 생기는 절름발이다.

경련성의 뇌성질환에서 오는 부들부들 떨면서 걷는 절름발이도 있다. 그런가하면 절름발이를 뒤에서 보면 마치 상체를 위 아래로 승강시키면서 걷는 것과, 좌우로 진자운동을 시키면서 걷는 절름발이가 있다. 전자는 하지의 길이가 좌우부동(左右不同)인데서 후자는 골반을 해부학적인 배치로 유지할 수 없기 때문에 일어나는 절름발이이다.

또 쩔뚝거리면서 걷는다는 것은 그 당기는 모습에 여러 가지가 있지만 대개는 관절의 경직에서 오는 것이며 경직된 편의 발을 걷는 것이다. 이외에 후술하는 발의 장해에서 여러 가지의 절름발이가 생겨난다.

2. X자 다리와 O자 다리

다음에 눈에 띄는 다리의 기형은 X자 다리와 O자 다리이다. 전자는 무릎의 관절을 밀착하고 기립한 경우에 양쪽의 하퇴와 대퇴가 바깥쪽으로 휘어져서 밖으로 벌어져 있는 다리이고, 후자는 복사뼈 관절을 밀착하고 기립한 경우에 양쪽의 하퇴와 대퇴가 무릎을 정점으로 하여 O자형으로 바깥쪽으로 휘어져 있는 다리이다.

물론 양쪽이 모두 기형인 것에는 틀림없지만, 그리고 또 정상의 다리는 다리의 기능을 가장 완전하게 다하는 것이지만, 무용의 경우에는 X자 다리보다도 O자 다리 쪽이 조금 더 효과적으로 작용하는 것으로 되어 있다.

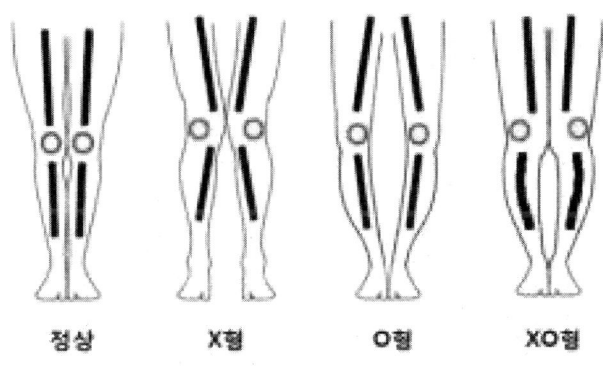

다리의 기형 ; X자 다리와 O자 다리

다음에 양자의 원인을 탐구하여 본즉, X의 다리에 있어서나 O자 다리에 있어서나 동통의 원인에 의하는 수가 많다. 즉, 선천성의 것으로는 태아가 모태 내에 있을 때에 압박되어서 강제체위에 있었기 때문이다. 후천적인 원인으로는 태어난 후 2개월~2개년 간에 많이 걸리는 꼽추병에 의하는 수가 많다.

즉, 석회분 부족과 비타민D 부족에 의한 영양부족으로 뼈가 연하게 되고, 그 위에 양친이나 형제가 귀여운 애기의 성장을 지나치게 즐겨서 무리하게 세운다든가 걸음마

등을 무리하게 강요한다. 그러면 **체중을 지탱할 만한 골격 조직이 생겨 있지 않는 데서 무리하게 체중이 얹혀지는 결과가 되니까 X자 다리나 O자 다리가 자연히 만들어지게 되는 것이다.**

꼽추병의 원인으로는 비타민D의 부족 이외에 모체가 발한하여 염분 및 비타민C가 부족한 모유를 주는 경우 등도 그 원인이라고 한다.

골격의 외에 골격을 확보하는 근, 인대, 근막 등의 이완이나 마비에 의하여도 이 장해가 일어난다. 또 삼출성(滲出性) 체질이나 빈혈성 체질, 선천성 매독, 내분비선 기능의 장해 등도 이 원인으로 지목되고 있다. 이상의 경우 이외에 골격이 자라는 시기에 장시간 서있는 직업에 종사하면 아무튼 이 장해를 일으킨다.

3. 발과 발가락의 기형

다음에 눈에 띄는 것은 발과 발가락의 기형이다. 여기에는 선천적으로 타고난 것과, 장해로 인한 후천적인 것이 있다. 발은 신체의 다른 부위와 달라서 선천적 기형이 비교적 많다는 것을 알아야 한다.

손에 손가락 과다증이 있듯이 발에도 발가락 과다증이라고 하여 발가락이 6개 있는 것이 있다. 대개는 엄지가락이나 새끼가락이 하나 더 겹쳐져 있다. 정형외과의사는 쉽게 정형해 준다.

발가락 수가 아니고 그 모양이 이상하게 거대해져 기형을 이루는 경우도 있다. 대개는 **지방조직이 비대로 발가락과 앞발 부위가 거대하게** 된다.

이상의 기형에 반하여 발가락의 수가 부족하게 되어 있느 것, 또 발가락의 모양이 이상하게 너무 작은 것도 가끔 보인다. 또 사람에 따라서는 과소가 아니라 전혀 없는 사람도 있다.

미신가는 이들의 기형을 보고 여러 가지 인연을 말하고 싶어 하지만 인간도 동물의 일종이며 거기에 더욱 진화의 도중에 있는 것이므로 변이(變異; variation)가 나타나는 것은 당연한 일이다.

발의 기형으로서 이상의 경우 외에 발가락이 유착되고 있는 것, 발 관절이 선천적으로 탈구되어 있는 것, 그 외에 뒤에 말하는 마족(馬足), 은골족(痕骨足), 내반족(內反足), 외반족(外反足), 편평족(扁平足) 등등 여러 가지 기형이 보인다.

원래 발은 태아 때에 발달하는 것이며 이 때는 발바닥은 안쪽을 향하고 있다. 발이 외향으로 변하는 것은 낳기 조금 전으로 그것이 **영구적인 위치로 되는 것은 유아가 걷기 시작하면서 부터**이다.

가장 보통으로 보이는 변형은 발가락이 지면을 향하고 전체로 내전(內轉)된 발이다. 그리고 이런 발의 소유주인 어린이는 일반적으로 건강 상태가 나쁘지 않고 기형족의 영향을 받고 있지 않는 듯하다.

4. 발 및 발가락의 연축(攣縮)

발과 발가락의 연축은 다른 부분에 나타나는 것보다는 자주 일어나며, 또 누구에게도 눈에 띄는 장해이다. 그 원인은 자궁 내에 있어서의 지나친 압박이나 발육부전 등에 자궁 내에 있어서의 지나친 압박이나 발육부전 등에 의한 선천적 원인에 의하는 것도 있지만 후천적인 원인에 의하는 경우도 흔히 있다.

예를 들면 화상, 창상, 화농, 부식 등에 의해 피부가 장해되어 또 건(腱)이 장해되어 또다시 근이 장해되어서 그것이 원인이 돼서 연축이 일어날 수 있다. 또 장시간 발을 압박 고정했기 때문에 일어나는 경우도 있고, 신경성의 한 분증(分症)으로서 즉, 운동 신경의 자극의 반사로서 일시적으로 연축하는 것, 운동 중추의 병적 자극에 의해 몸 전체의 연축의 일부로서 일어나는 수도 있다.

그러나 어느 것이든 발의 연축은 내반족, 마족(馬足) 등으로 되는 것이 많고 외전족

(外轉足), 은골족(踠骨足)으로 되는 일은 비교적 적은 것으로 보인다.

발가락의 연축에도 여러 가지가 있는데, 그 주요한 것은 엄지의 외전이다. 그 원인은 주로 첨단이 너무 좁은 구두를 상용하는데서 기계적으로 엄지가 외전하고 그것이 고도로 되면 다른 발가락 밑으로 끼어들게 된다. 그와 동시에 새끼발가락과 제4지는 내전하여 온다. 이들의 내외전은 청소년에게 많이 보이며 그것이 점차 습관성으로 되면 굴신건(屈伸腱)도 관절면도 변성하고 변해 고정화되게 된다.

극히 드문 일이지만 엄지발가락의 내전도 일어난다. 이것은 척지(蹠趾)관절의 작용에 의하는 것이다. 다리에 나타나는 연축에 장딴지 경련이 있다. 대개는 당뇨변형의 사람에게 나타나는 것인데, 이 경련을 일으키는 사람은 또 심장마비를 일으킬 가능성이 많은 사람이라는 것을 미리 염두에 두지 않으면 안 된다.

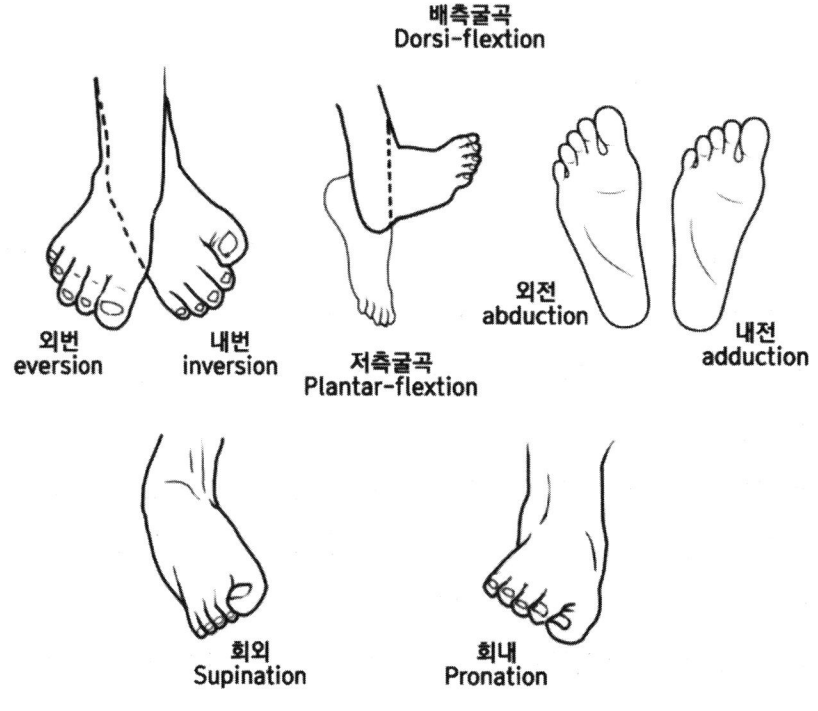

[발의 이상 ; 발의 내외전 회내외 굴곡]

5. 편평족

(1) 편평족의 원인

발의 장해로서 가장 많이 보이는 것으로 편평족이 있다. 이것은 일종의 외반족이며 발의 내연(內緣)이 내려오고 외연이 올라가는 상태이다. 또 발의 궁부(弓部) 즉 족심이 내려드려서, 발밑이 편평하게 된 상태이다. 즉 은골간 관절이 피로하여 세로의 궁이 하수된 상태이다.

기립한 경우 체중은 다리에 걸리게 되는데 이것이 직접 뒤꿈치로 받아져서 뒤꿈치에는 선회(旋回)하는 경향이 생긴다. 그런데 현실에 있어서는 발의 앞쪽이고 뒤쪽이고 지상에 안정되고 있으므로 완충 지대로서의 은골간 관절은 약간 벌어지게 된다. 그런데 뒤꿈치가 높은 구두를 신고 있으면 다리의 중심은 궁의 정점에 가까이에 떨어지게 되므로, 발의 앞쪽에 무게가 가중되어 앞쪽 부위가 선회하는 경향으로 된다.

그런데 그때에도 현실로는 뒤꿈치와 발끝이 지상에 고정되어 있는 것이 되므로 은골간 관절은 현저히 벌어져서 과로에 빠지게 된다. 즉, 완충지대로서의 은골간 관절은 중심의 궁의 정점으로 접근하는데 따라서 부담이 많아지게 되는 것이다.

그리고 쉴 사이 없이 이 은골 간 관절 관계의 근육을 긴장시켜 두면 근육은 이윽고 긴장력을 잃든가 또는 염증을 유발하게끔 된다.

뒤꿈치가 높은 구두를 신지 않고, 아니 태어난 이래 구두의 이름이 붙는 것을 신어본 일이 없는 시골의 농부나 나무꾼이 도시인에 비해 비교적 편평족이 많은 것은 어째서인가? 그것은 무거운 짐을 어깨에 걸치든가, 등에 지든가 하고 거기에 그 무게를 부담하고 보행하는 관계에서 궁에 걸리는 중력이 가중되는 데서 은골 간 관절의 근육이 이상으로 긴장되어 그것이 하수(下垂)로 되고 편평족으로 되는 것이다.

그러나 편평족으로 되기 전에는 여러 가지 증상이 나타나는 것이므로 때를 잃지 말고 타당한 조치를 해야 한다. 발이 붓는 것, 엄지발가락의 궁에 따라서 일어나는 동통, 바깥쪽 복사뼈 아래의 동통, 발가락 사이에 생기는 못, 이것들은 모두 편평족의 징후이므로 우선 니시의학에 의한 발의 운동을 하여 바로잡지 않으면 안 된다.

다시 편평족과 관련하여 나타나는 장해에 골두부(骨頭部)의 하수가 있다. 척골의 골두부가 하수되면 가로의 궁이 깨어져 보행에 즈음하여 발가락으로 체중을 떠받칠 수가 없게 되고, 척골의 두부가 그 역할을 하게 된다. 따라서 거기에 물집이 생기든가 못이 박히든가 한다.

궁이 하수되면 발 그 자체에 동통이 없어도 다리의 근육에 동통을 느끼게 된다. 또 등에 동통을 일으키는 수도 있다. 아니 신체의 어느 부분을 신장시켜도 아픔을 느끼는 원인으로 된다.

(2) 여러 가지 편평족

편평족에도 다음과 같이 여러 가지 종류가 있다.

1. 선천적 편평족 - 타고난 편평족으로 길고 가는 형의 발을 하고 있다. 이것은 일종의 게발(蟹足)이다. 치료에는 상당한 시일을 요하는 것이다.
2. 유아성 편평족 - 곱추병에 걸려서 근육이나 골격의 긴장력을 잃은 유아에게 보인다.
3. 청년성 편평족 - 학교에 다니는 어린이에게 보이는 편평족으로 이런 발의 소유자는 그다지 건강체는 아닌 듯하다. 근육이 허약하여 서게 하면 발이 무너져서 편평족이 나타난다.
4. 경련성 편평족 - 청년성 편평족을 방치하면 경련성이 되는 수가 있다. 발은 편평하게 되고 근육은 경련을 일으키고 거기에 환자는 발의 위치를 바꿀 수가 없게 된다. 또 약간의 뼈는 고정되어 가벼운 관절염을 병발한다.
5. 경직성 편평족 - 아주 흔히 볼 수 있는 편평족이며, 대개는 과로 질병 심신의 허약에 의해 일어나고 관절은 다소나마 고정되어 버린다. 그래서 이 명칭이 있다.
6. 전염성 편평족 - 두 가지 형이 있다. 제1의 형은 유행성감모(感冒=감기)나 편도선염에 걸린 후 충분히 휴양을 취하지 않으면 일어나는 수가 있고, 동통과 소양감이 3~4주간 계속 된다. 제2의 형은 비교적 드물지만 임균(淋菌)에 의한 것으로 증상은 제1의 형보다도 급격하게 일어나고 증상도 맹렬하다.

7. 모르톤씨병 - 부인에게 많고 일반적으로 척골두부(尺骨頭部), 특히 제3, 제4 척골두부의 하수에 의해 일어나는 수가 많다. 신경은 뼈와 지면과의 사이에서 압박되므로 동통이 급격히 일어나 격통을 느끼게 된다.

> ### 〈참고〉 레이노 증후군
>
> 한랭이나 심리적 변화에 의해 손가락이나 발가락 혈관의 연축(순간적인 자극으로 혈관이 오그라 들었다가 다시 제 모습으로 이완되는 것)이 촉발되고 허혈 발작으로 피부 색조가 창백, 청색증, 발적의 변화를 보이면서 통증, 손발 저림 등의 감각 변화가 동반되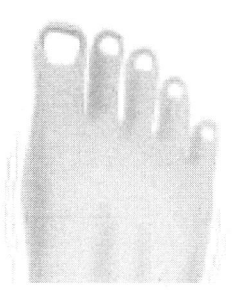
> 는 현상을 말한다. 유병율은 일반 인구의 약 10% 정도로 알려져 있다
> 손가락이나 발가락 혈관이 발작적으로 수축하고, 피가 잘 흐르지 않아 피부가 창백해지며 곧 청색증이 나타난다. 혈관 수축은 자극이 시작된 지 약 10분에서 15분가량 지속된 후 풀린다. 그러면 손가락이나 발가락의 색깔은 정상으로 돌아오고, 붉어지면서 얼룩덜룩해진다. 이때 손발 저림, 통증 등의 증상이 동반될 수도 있다.
> 레이노 현상에 합당하는 증상(한랭 노출이나 심리적 변화에 의한 피부 색조와 감각의 변화)에 대한 신빙성 있는 병력을 조사하여 진단한다.
> 레이노 현상은 증상이 경미하고 일과성으로 나타났다가 사라지는 것이 보통이다. 하지만 시간이 경과하면서 전신 경화증과 같은 류마티스 질환이 속발될 수 있다. 합병증으로는 손가락이나 발가락의 통증, 궤양, 괴저(괴사의 결과 환부가 탈락 또는 부패하는 것) 등이 생길 수 있다.
> 예방방법은 옷을 따뜻하게 입고 장갑과 양말을 착용하여 체온을 따뜻하게 유지하고, 외부 스트레스의 원인을 제거하는 것이 중요하다.

6. 쭈그린 발(內反足), 말굽발(馬蹄足), 뒤꿈치발(踵足), 오목발(凹蹠足)

흔히 말하는 축족(蹙足)은 일종의 내반족이다. 내반족 그 자체는 발의 내연이 앞쪽으로 외연이 뒤쪽으로 향하도록 이동한 발이다. 이와 같은 내반족은 대개는 발밑으로 굽고 또 내전하고 있는 데서 일반적으로 쭈그린 발이라고 한다. 내반족에 반대되는 것으로 외반족이다. 선천성의 것도 있지만 후천적인 경우가 많다.

예를 들면 족근부의 골절, 탈구, 족관절염 등에서 오는 수가 있고 소아마비의 결과 비장근(腓腸筋)이 침범되어 일어나는 경우도 있다. 또 무거운 이불의 무게에 눌려서 끝내 내반위(內反位)로 누워 자는 것이 습관이 되고 그것이 고정화되는 수도 있다. 내반족이 고정화되기 전에 이것을 발견하는 데는 환자를 반듯이 눕혀(仰臥) 보면 발을 내반위로 하므로 간단히 알 수 있다.

다음에 발끝이 아래쪽을 향하고 있어서 직각으로 되기까지 발등을 굽힐 수 없는 발을 말굽발(馬蹄足)이라고 한다. 또 이와 반대로 은골이 아래쪽으로 향하여 돌출해서 발끝이 직각으로 되기까지 발밑으로 굽혀지지 않는 발을 뒤꿈치발(踵足) 또는 앙지족(仰趾足)이라고 한다. 말굽발은 걸을 때에 발의 앞쪽 반만이 땅에 닿으므로 그곳에 심하게 못이 박히고 따라서 구두 등의 신발은 그 앞쪽만이 많이 닿는다. 뒤꿈치발은 또 발끝으로 설 수가 없고 걸을 때는 뒤꿈치의 첨단만이 땅에 닿으므로 뒤꿈치는 현저하게 발육하고 따라서 구두 등 신발도 뒤꿈치 쪽이 빨리 마멸된다.

말굽발도 뒤꿈치발의 경우도 같이 오목발(凹蹠足)로 되는 경향을 갖고 있다. 오목발이란 발의 궁이 정상보다도 현저히 높고 따라서 측면에서 보면 발바닥 중앙부의 땅에 접하는 면은 축소되어 있다. 즉 편평족의 반대의 상태를 나타내고 있는 발이다.

이상 연축에서 오는 여러 가지 발에 대해 대강 언급하였는데 결국에는 후천적으로 연축된 발을 조사하여 본 결과 일반적으로는 척수(脊髓)의 질환에 의한 근군(筋群)의 마비와 인과 관계가 있는 것이 최근 해명되어지고 있다.

근육의 긴장력은 근육의 적정한 기능을 유지하는 데에 중대한 요인을 이루고 있다. 따라서 근육의 긴장력의 균형이 깨어지면 이에 관련된 모든 조직은 장해를 받게 된다. 그리고 거기에 연축현상이 나타나서 그것이 생체 각부에 영향을 미치는 것이다. 발의 장해이니까 발의 골격, 발의 근육, 발의 신경만을 검토하는 것은 우물 안의 개구리와 같아서 넓은 바다를 모르는 근시안자의 견식으로 끝난다. 우리들의 생체는 전체로서는 일자(一者)이다.

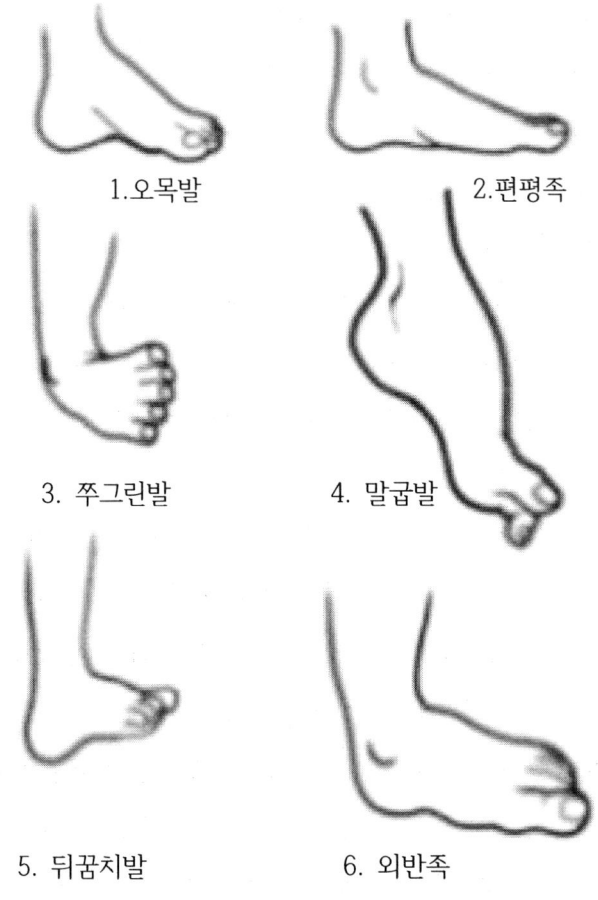

발의 여러 장해 ; 1. 오목발 2.편평족 3.쭈그린발 4. 말굽발 5. 뒤꿈치발 6. 외반족

7. 염좌, 탈구, 골체, 취약증

높은 곳에서 떨어진 경우 또는 조금 파인 곳에서 발을 헛디뎠을 경우 등에 이로 인해 넘어지는 일이 있다. 설사 넘어지지 않더라도 발관절을 삐는 일은 자주 있다. 그 때의 발의 경과 과정을 보면 보통의 보행 등에 있어서는 발바닥부터 지상에 닿는데, 이 경우에는 발의 내연부터 혹은 외연부터 지상에 닿게 되므로 발은 내전하든가 혹은 외전하든가 또는 앞으로 돌든가 뒤로 돌든가 한다.

물론 평소의 보행 등에 있어서도 이들의 현상은 다소 볼 수도 있지만 그것이 정도를 넘은 경우에는 전 체중이 한편으로 쏠려서 드디어 넘어지든가 하는 것이다. 그래서 발관절을 삐게 되는 것이다.

그러나 염좌는 발관절의 구조상 두 종류로 구별 된다. 하나는 발관절의 외전과 동시에 발끝이 밖으로 돌아 발등으로 굽어지는 염좌와 지금 하나는 발관절의 내전과 동시에 발끝이 안으로 돌아 발밑으로 굽어지는 염좌이다. 그러나 일반적으로 많이 보이는 염좌는 내전내선(內轉內旋)이다. 이것은 전술한 것처럼 발밑의 근막이 발등보다도 비후하게 되어 있는 관계로 발관절의 과도의 외전외선(外轉外旋)에는 쉽게 견뎌내지만 내전내선에는 바로 터지게 되기 때문이다.

염좌에 의해 근막이나 인대가 손상되면 건초(腱鞘)도 또 일부 늘어나든가 좌상(挫傷)되든가 하므로 격통이 심하여 보행은 커녕 전혀 인사를 가릴 수 없는 상태에 빠지는 수도 있다. 또 관절의 내외가 출혈되고 관절강(關節腔)의 장액(漿液)이 스며 나오기 때문에 환부가 심하게 붓게 되는 것은 물론이다.

염좌로서 끝나면 불행 중 다행이나 심한 경우에는 발관절의 탈구가 된다. 탈구도 또 관절 구조상 전후내외의 4방향과 상하의 한 방향 즉 5종류로 분류된다.

전방 탈구는 지나친 족배(足背) 굴곡에 의하여 일어나고 관절낭의 후면은 깨어져서 경골과 비골은 뒤쪽으로 전위한다.

후방 탈구는 발이 지면에 고정 또는 고착하고 있을 때에 뒤쪽으로 넘어지기 때문에 일어나고 관절낭의 전면은 깨어져서 경골은 앞쪽으로 돌출한다.

또 내외 탈구는 골절을 수반하는 수가 많은데 내방 탈구는 발이 뒤로 도는 운동을 할 때에 일어나는 것과 내전 운동을 할 때 일어나는 것의 두 종류로 나눌 수 있고, 또 외방탈구는 발이 앞으로 도는 운동을 할 때에 일어나는 것과 외전 할 때에 일어나는 것의 두 종류로 나뉜다. 위쪽 탈구는 극히 드문 탈구로 높은 곳에서 낙하할 경우에 척골이나 은골로 대지에 낙하하면 나타나는 수가 있다.

발의 뼈의 질환에 골체 취약증이 있다. 이것은 골질이 이상하게 무르다고 하는 것이 증상이며 이것이 원인이 되어 편평족 등이 생겨나는 것이다. 또 관절이 이완하든가 보통이면 골절 등이 일어날 수가 없는 것 같은 약한 외력에도 견디지 못하고 골절되는 것 등도 이 취약증이 원인으로 되는 수가 많다.

골체취약증의 특수한 징후는 눈에 나타난다. 당연히 희게 보이지 않으면 안되는 것이 하늘 파랑색으로 보이는 것이다. 이 질환은 유전성이고 환자는 대개 귀머거리인 것이 특징으로 되어 있다.

8. 발의 관절염과 건초염

발의 관절염은 염좌나 탈구에 수반되는 것은 물론인데, 자상(刺傷)이나 타박 등에서도 일어난다. 급성관절류머티즘, 임질성, 화농성, 장액성(漿液性), 매독성, 신경병성 등에서도 이어서 발생하는 수가 있다. 급성의 경우는 발열과 동통이 부수된다.

관절강(關節腔)에는 장액성, 삼출액(滲出液), 혹은 농성(膿性)의 액이 차고 그것이 신근건(伸筋腱)의 양쪽, 내외과(內外踝)의 앞쪽 언저리, 혹은 아킬레스건의 양쪽 등에 나타난다. 그 때문에 발의 굴곡이 곤란하게 된다. 그리고 농액은 자연히 관절낭을 깨뜨리고 차 있다가 바깥 표면으로 터져 나오게 된다. 발관절염의 화농증은 다른 그것과 비교해서 그리고 쑤시고 아픈데 비해서는 다 나으면 보통대로 운동을 할 수 있게 된다. 또 동통은 화농성과 임독성은 격통인데, 류머티스성은 때때로 중간에 멎는 동통이 특징이다. 급성 발관절염에 이어 만성 발관절염이 나타난다. 그러나 만성의 경과를 더듬는 것은 대개는 결핵성의 경우이다. 결핵성발관절염은 결핵성의 소인이 있는 자가 많이 걸리는데, 그것이 자연적으로 발병하는 수도 있지만, 대개는 타박이나 염좌 등의 경미한 외상에서 유발되는 때가 많다.

동통은 점점 심해지고 부기가 나타나는 장소는 급성 발관절염의 경우와 같다. 그러나 결핵성의 발관절염은 다름 관절염에 비교해 경과가 나쁘며, 관절주위에 농양이 생기든가 혹은 국부의 피부에 누공(瘻孔)이 생기든가 하며, 끈덕지게 오래 가는 귀찮은 것이다. 또 관절염의 일종에 골관절염이 있다. 이것은 류머티스성의 관절염 등과 달라서 뼈 그 자체가 변화되어 관절을 고정시켜서 움직이지 않게 하는 것이며 동통도 그다지 심하지 않다.

관절염과 같은 형의 질병에 엄지발가락이나 발가락관절에 잘 나타나는 통풍이 있다. 낮에는 아프지 않지만 밤이 되면 몹시 아프고 열을 낸다. 병열(病熱)이 심해지면 주야의 구분 없이 아프게 된다. 이것은 관절의 질환에 불과한 것이며 세간의 일반 의학자가 주장하는 것처럼 체액중의 요산(尿酸)에 의한 장해라고 인정되지 않는 점도 있다. 발의 관절염 다음으로 많이 보이는 장해에 건초염(腱鞘炎)이 있다.

건의 집(鞘)을 이루고 있는 것이 건초이다. 발이 건초는 특히 굴근의 건초는 외상, 과로 류머티스, 감모 등의 뒤에 염증을 일으키는 일이 있다. 건초염에도 건초 내에 장액성의 삼출액이 생기는 습성의 것과 운동 때마다 알력음(軋轢音)을 내는 건성의 것이 있다.

습성의 것이 화농하여 화농성 건초염으로 되고, 끝내는 건초를 깨뜨리고 깊은 부위에 가득 차며 굴신축으로 번져 나가는 수도 있다. 또 건초염에도 결핵성의 것이 있어 이것이 또 자칫하면 만성의 경과를 거치며 즐겨 비장근(脾腸筋)의 건초를 침범하는 것이다. 발의 각종 관절이나 건초 등의 염증은 각각 그 발견자의 이름 아래에 무슨무슨 병이라고 부르는 것이 많은 데 그것 등에 관해서는 나중에 설명하기로 한다.

9. 발의 종양과 궤양

발은 이상의 예시 외에도 여러 가지 장해에 침범된다. 예컨대 종양이 있다. 장골신경이 발관절부를 통과하는 곳에 신경증을 만드는가 하면, 발 밑면에는 지방종(脂肪腫)이, 발등과 발바닥 동맥에는 외상성 동맥류가 보인다.

부골에는 연골종(軟骨腫)이 은골과 거골에는 골종이 나타나는데 이것들은 좋은 성질의 종양이다. 나쁜 성질의 종양인 육종(肉腫)도 자주 보인다. 반흔, 궤양, 못, 사마귀 등은 편평세포암(扁平細胞癌)의 바탕으로 되는 수도 있다.

발에는 특수한 궤양이 있다. 특히 발바닥 중에서도 엄지발가락의 굴곡면, 척지(蹠趾) 관절의 윗면, 또는 뒤꿈치 부위에 나타난다. 그 증상은 환부의 인대 혹은 발전채의 지각 및 통각을 마비시키기도 하고 피부 및 발톱 등에 영양장해를 미치게 한다든다 하며 처음에는 못의 속 층에 농양을 만들지만, 이것이 터져서 궤양이 된다.

그리고 주위 피부는 두텁게 되어 마치 분화구 같은 모양을 나타내며, 그러는 중에 궤양은 깊은 부위로 진행하여 무른 부위를 붕괴하고 다시 뼈나 관절 등에 까지도 침식해 간다. 그리고 끝내는 반대쪽인 발등 면에 이르기까지 침식하여 구멍이 나는 수도 있어서 발천공증이라는 악명까지 붙어있다.

또 발의 신경병성의 질환으로 척수로(脊髓癆)가 원인이 되어 다음과 같은 장해를 일으키기도 하고 피부나 발톱을 위축시키기도 하며 전술한 발천공증을 우발한다든가 하고 또 관절의 질환, 발목 부위의 질환, 발가락 관절의 질환 등을 유발하기도 한다. 발의 궤양은 국부적으로 대증요법만을 하므로 치유가 곤란하게 되는 것이다.

발의 궤양의 원인은, 당뇨병과 운동신경실조에 있는 것을 알아야 한다. 즉, 당뇨병이 되어 신장으로부터 혈액 중에 당분이 지나치게 분비되면 혈관은 손상된다. 그리고 최초로 나타나는 징후는 발의 궤양이다. 그런데 원인이 당뇨병에 있는 것이므로 아무리 궤양에 약을 발라도 낫지 않는 것이다.

운동신경실조는 주로 세균에 의한 신경섬유의 장해에서 오는 것이며 따라서 지각을 상실하는 결과 척수와의 연락이 끊어지게 된다. 그 결과 궤양이 된다는 것은 권위있는 전문가의 설이다. 이 경우에도 대증 요법을 전향시키지 않으면 안 되는 것은 당연하다.

10. 발의 정맥과 동맥의 장해

발에 비교적 많이 보이는 장해에 정맥류가 있다. 이것은 심장이나 신장 질환의 경우 보이는 발의 부기와 같은 형의 것이다. 즉, 부은 곳을 손가락으로 누르면 오목하게 들어가는데 손가락을 놓으면 처음대로 나온다.

원래 정맥은 일정한 탄력을 갖추고 있는 것인데, 정맥류가 생기면 정맥 내에 판의 기능이 온전치 않게 되어 탄력성이 없어져 버린다. 원래부터 정맥의 판은 정맥혈의 역류를 막기 위한 것인데 그 기능이 상실되면 정맥혈은 역류하게 된다.

역류하던 정맥은 부풀어 그곳에 정상 이상의 혈액이 괴이고 그만큼 무게 더해져 끝내는 정맥노창(靜脈怒脹), 이른바 정맥은 커지고 늘어나서 때로는 맥관이 꺾이든가 하게 된다. 이렇게 되면 그 주위의 조직에는 정맥혈 즉 노폐물이 가득 찬 혈액이 공급되게 되는 관계상 염증이 일어나고 드디어는 습진이나 궤양이 유발되게도 된다.

정맥류에 대해 현대의학은 바로 주사를 놓는데, 주사된 약물은 정맥 내 혈전을 생기게 하여 점차 정맥을 축소시켜 끝내는 이것을 완전히 폐색(閉塞)시켜버리므로 많은 경우 정맥류는 완전히 없어진 것처럼 생각된다. 그런데 한두 달 지나면 다시 악화되는 것이 통례이다.

주사같은 것을 맞기보다도 정맥혈을 돌게 하는 방법을 찾아내는 것이 선결 문제이다. 발의 정맥이 완전히 환류하지 않으면 결국 변비가 된다. 이것은 발의 운동 부족이 원인이다. 동맥은 모세혈관이 혈액을 빨아드리는 상황에 의해 좌우되는 것인데 대개의 경우 모세혈관이 수축하면 방수로인 글로뮤를 통해 소동맥에서 소동맥으로 피가 흐르게 된다. 그런데 글로뮤가 장해되든가 완전히 소실된 경우는 동맥관은 혈액의 저

류장으로서 동맥류를 만드는 것이다.

사지를 자유자재로 즉, 혹은 전후좌우로 혹은 상하로 혹은 앞뒤로 돌리고 비틀고 한 때에 통증을 느낀다, 기침이 난다, 목이 쉰다, 호흡이 곤란하다, 목넘기기(嚥下)가 곤란하다는 등의 5가지 현상이 갖춰지면 동맥류가 되어 있다는 증거가 된다.

그런데 모세혈관이 수축하여 영양분이 조직에 배급되지 않게 되면, 그리고 그 기간이 상당히 계속되면, 조직은 죽어서 괴사나 궤양의 원인으로 되는 수가 있다. 동상이나 동창(凍瘡) 등도 그 일례이다. 가장 많은 것은 레이노오드씨병[14])이다. 레이노오드씨병은 이같이 혈관, 신경의 장해에서 오는 것으로 처음에는 발가락이 차고 가렵고 발가락의 색은 창백하게 되어 동통을 느낀다.

그것이 진전하면 심한 통증이 나고 궤양이나 괴저로 진전하면 발가락 말단의 순환부전과 영양장해가 생겨 발가락 끝이나 발톱 밑 등에 궤양 또는 괴저의 반점이 나타난다. 그리하여 끝내는 죽은 발톱이 빠지는 수도 있다. 발가락의 괴저에는 이 외에 이 물질이 동맥 혈관을 막아서 일어나는 경우도 있다.

11. 발과 호르몬 및 비타민

발과 당뇨병, 발과 피부 질환에 관해서는 이미 언급한 바 있다. 당뇨병과 호르몬, 피부질환과 비타민은 직접적으로 관계가 있으며 따라서 간접적으로 호르몬도 비타민도 발에 관계를 갖고 있는 것이 된다. 말로는 간접적이라고 하면 인연이 먼 것처럼 느껴지나 그것이 일자(一者)로서의 생체의 경우에는 직접적이고 간접적이고 구별 없이 악순환적으로 원통무애(圓通無礙)하게 영향을 미쳐오므로 수수방관 할 수는 없다.

그런데 호르몬에도 비타민에도 언어상으로도 직접적으로 발에 관계가 있는 장해가 있다. 그 중 가장 일반적인 것을 들어 본다. 뇌하수체의 종양의 경우에 일어나며, 발

---

14) =청색증, 본문 77p 참조

육호르몬 과잉 때문에 발생하는 아크로메가리 즉, 선단거대증(先端巨大症)이 좋은 예이다. 20~40세의 사람에게 많이 보이는 장해로 손, 발, 아래턱 등의 생체의 앞끝 부위가 비대하게 된다. 남자는 음위로 되고 여자는 무월경의 증상으로 나타내게 된다. 갑상선의 장해로부터 테타니(tetany)[15]가 나타나는 일이 있는데, 이것도 대개는 수족의 근에 온다. 이 경련 발작이 다리에 나타나면 발끝을 앞쪽으로 펴며 양 다리를 서로 붙여서 가랑이나 무릎의 관절을 펴고 수분 간에서 수시간, 때로는 수일간 이 상태를 계속하는 일이 있다. 물론 발작 시에는 심하게 아프다.

비타민B의 부족이 각기가 되어 다리가 붓든가 저리든가 하는 것은 누구도 알고 있다. 변비도 각기의 특징이다. 또 심장의 동계(動悸)가 심해진다. 현대 의학에서는 이 증상에 따라 신경성, 위축성, 부종성, 심장성 등으로 분류하고 있다.

그러나 크게 나누면 붓는 것과 붓지 않는 것으로 나눠진다. 붓는 것은 처음에는 다리 얼굴 손의 순서로 붓게 되고 드디어 전신에 미친다. 붓지 않는 각기에서도 다리의 경골면은 붓는 수가 있다. 그러나 양자가 모두 저린 것은 공통되고 있다.

이 각기의 증상만을 보아도 알 수 있는 점은 발의 고장이 두근거리는 심장, 변비하는 창자, 붓기를 일으키는 신장과 혈관 및 수분, 경련을 하는 신경, 나른해지는 피부 등등에 연결되고 있는 것이다.

더구나 영양의 비타민B 부족에서 생기며 그것은 비타민C(약품의 무기성으로는 무효)의 결핍에서 일어난다. 그리고 각기(脚氣)라고 이름을 붙인 점 등 각기야말로 실로 흥미있는 병이다.

---

[15] 테타니(tetany) : 전신의 근육 특히 손·발·안면의 근육이 수축·경련을 일으키는 병증. 주원인은 부갑상선의 기능 저하로 혈중 칼슘 양을 정상으로 유지시키기 위한 호르몬의 분비량이 감소하는 데 있음. 상피 소체 기능 감퇴증.

12. 족피의 장해

(1) 뒤꿈치의 피부의 못

발의 껍질은 몸의 다른 부분의 피부와 특별히 다르지는 않지만 다만 마손(摩損)이 심하므로 곳에 따라서는 두껍게 되어 있는 것은 누구나 알고 있다. 얼굴 가죽이 두껍게 되어 있는 것은 누구나 알고 있다.

얼굴 가죽이 두껍다고 하는 남자도 발뒤꿈치의 껍질만큼 두꺼운 남자는 없을 것이다. 얼굴의 껍질은 부끄럼을 모르는 수련에 의한 정신적인 작용에 의해 두껍게 되지만 뒤꿈치의 껍질은 왜 두꺼워 지고, 또 그와 동류의 못은 어찌하여 생기는가를 알아보면 그것은 마찰과 압박의 충격이 가해지는 데 근본적인 조건이 존재하고 있다.

즉 피부에 와 있는 신경 말단에 언제나 마찰과 압박의 충격이 가해지는 데서 생체는 그 충격에서 스스로 보호하기 위해 표피 및 진피의 세포를 늘리고 그 늘려진 것이 점차로 두꺼워지게 된다.

다시 또 충격 때문에 피부의 땀샘이 막히고 모세혈관이나 신경의 배치도 폐쇄되게 되므로 증식부는 마르고 더러워지며 거기에 영양분도 지급되지 않으므로 그것이 전형적인 뒤꿈치의 껍질이나 못으로 되는 것이다.

이상과 같은 경로를 거쳐 뒤꿈치의 껍질은 자연적으로 긴 세월 동안에 만들어지는데 그것이 비교적 짧은 시간 동안에 만들어지는 것이 못이고 더 급하게 만들어지는 것이 물집이다.

못이 만들어지기까지에는 대체로 심한 통증이 느껴지나 적당한 조치만 해 두면 통증을 가라앉히고 또 이것을 예방할 수도 있는 것이다.

그러나 못이 박히는 경우, 충격으로부터 스스로를 지키지 위한 피부조직의 증식, 이것이 또 피하 조직을 낫게 하기도 하지만 그 때 피하의 세포덩어리의 밑에 작은 주머니가 생기고 거기에 교질(膠質) 모양의 분비물이 채워진다.

이 주머니 부위가 못의 원인이 되는 것이며 이 주머니 부위를 떼어 내지 않는 한 못은 반복해서 생기게 된다.

많은 사람들은 못이 박힌 것을 나이프나 면도칼로 깍아버리는 습관을 갖고 있는데 상처로부터 병균이 침입하여 병발증을 일으키는 수도 있다. 얼마 전 프랑스의 유명한 베르쯔로 장군의 죽음이 보도되었었는데 죽음에 이르는 일의 시작은 못 박힌 것을 잘못 자기가 처리한 데서 비롯된 것이었으며 **자기가 처리할 때에는 그 앞뒤에 모관 운동을 하면 이 재앙에서 벗어나게 된다.**

(2) 습진

습진이라고 해도 태독(胎毒)이나 옷이나 고약 같은 것 때문에 헌 것, 진 무른 것 등 여러 종류가 있는데, 발에 나타나는 습진은 거의 한포상(汗疱狀) 백선(白癬16)) 즉 무좀이다.

보통의 습진은 가벼운 것은 조금 빨갛게 되어 가려운 정도로 끝나는데, 그것이 진행되면 일대가 부어올라서 좁쌀크기의 도톨도톨한 두드러기(丘疹)나 물집이 나타나고 긁어 터지면 껍질이 깨어져 장액(漿液)이 질질 나온다. 거기에 화농균이 들어가 농포(膿疱)나 농가(膿痂)가 된다. 그런데 가려워서 긁어버리면 피가 나고 거기에 혈가(血痂)가 생겨서 점차로 나아간다. 그런데 발이 경우 등에도 만성적인 경과가 되기 쉽다.

무좀은 임상 시, 버선이나 구두를 신어 발을 뜸 들이는 사람에게 많은 병이며, 겨울 동안은 땀을 내지 않으므로 뜸 들이는 일도 적고 따라서 나아 있다. 그러다가 땀을 흘리기 시작하는 초봄부터 슬슬 재발하게 된다.

대개는 발바닥, 발가락 사이, 발가락 굴곡부에 나타난다. 염증 부위는 다소 붉게 되고 작은 물집 등이 생겨서 몹시 가려우며 긁어 터트리면 진득진득해져서 또 습진이 생긴다. 거기에 화농균이 달려들어 농피증(膿皮症)이 된다든지 임파선염, 피하봉와직염(皮下蜂窩織炎) 등을 유발하는 수도 있다.

---

16) 백선(白癬, ringworm) ; 바른 버짐, 짐버짐 등. 피부 표면에서 생존·증식하면서 케라틴(피부의 가장 바깥부분, 털, 손톱의 주요 구성단백질)을 먹고 사는 곰팡이(眞菌)에 의해 발생하는 피부병.

처음에는 발가락 사이의 피부는 연하고 하얗게 되어 흰 압지(押紙)처럼 되고, 목욕 후 등에는 발가락 사이가 진득진득하여 잘 마르지 않는다. 방치하면 발가락 주위는 물론 발밑에도 번져 간다. 이윽고 발가락이 갈라진 틈에 깊은 열창(裂瘡)이 생기고 붉은 살이 드러나면 아파서 걸을 수 없게 되는 수도 있다.

미국에서는 전 인구의 80%, 일본에서는 50%가 습진으로 고생하고 있다고 한다.

습진은 단순한 피부병이 아니고 이것의 내인(內因)으로서 삼출성(滲出性)체질, 선병질, 흉선임파(胸腺淋巴)체질 등을 들 수 있고 후천적 내인으로서 위장, 신장, 간장, 당뇨, 순환기 등등의 장해가 지적되고 있다. 또 외인으로서도 여러 가지 원인을 들고 있다. 따라서 습진의 치료에 있어서는 피부병으로서의 조치 외에도 갖가지의 공작(工作)이 필요하다는 것을 잊어서는 안 된다.

(3) 인설진

전항의 습진은 그 명칭이 가리키듯 습성 발진인데, 인설진은 본질적으로는 건성 발진이며 습진 같은 장액이 스며서 나오지 않는 것을 특징으로 한다.

처음에는 비홍색(緋紅色)의 살에 은빛을 띤 비늘 모양의 발진이 산재하고 있는데 이윽고 그것이 발전체에 미치는 수도 있다. 이 비늘 모양의 발진은 결국 표피의 각질층(角質層)이 누적된 것이며, 그것이 벗겨지지 않고 은가루 모양으로 남아서 거기에 균열이 생기게 된다. 그리고 그것이 상당한 동통을 수반하는 것은 물론이다.

(4) 낭창(狼瘡, 皮膚結核症)

결핵균이 원이이며, 처음에는 피부에 묻혀져 있는 듯 한 좁쌀알 크기의 부드러운 알맹이가 알알이 발생하여 그것이 얼룩 모양으로 되고 이윽고는 사마귀 모양으로 되어 발가락을 손상시키게 되고 상피병(象皮病)을 유발하기도 한다. 이것을 심상성(尋常性) 낭창이라고 부르고 있다.

또 낭창의 일종으로 푸줏간이나 도살자가 잘 걸리는 병에 피부유상결핵이라는 것이 있다. 발이나 무릎 등에 삼(麻)씨 크기의 홍갈색의 반점이 생기고 그것이 사마귀 모양으로 되어 보통 10수년을 가는 것이다. 심상성 낭창보다도 전말이 좋은 낭창이다.

이 외에 낭창의 종류에는 소년 시대에 잘 걸리며 역시 손발이나 가슴, 목에 누공[17]을 만들고 묽은 피가 섞인 고름을 내는 피부선(皮膚腺)병, 사지의 신전부(伸展部)에 나타나는 괴저성의 구진모양의 결핵진(結核疹), 젊은 부인 다리 앞쪽에 나타나는 바진씨 경결성 홍반(紅斑) 등을 들 수 있다.

(5) 동상과 동창

겨울에 한기와 습기가 심하면 발은 동상에 걸린다. 이에 걸린 부분은 부어서 창홍색(蒼紅色)을 띠고 여기에 닿으면 아프고 또 가려움을 느낀다. 이것은 그 부분에 분포되어 있는 작은 혈관을 지배하는 신경 말단이 한기 때문에 마비되어 작은 혈관이 부어 오르기 때문이다. 작은 혈관이 붓게 되면 혈관 장해를 일으키며 이윽고 혈액순환의 장해가 되고, 때문에 울혈 상태가 되어서 삼출액이 새어 나오게 된다.

피부는 또 청홍색이나 암홍색을 띠고 벌겋게 부어서 이른바 동상의 증상이 된다. 동상의 도가 심해지면, 즉 한랭한 기운이 더 장시간 피부에 작용하면 동창(凍瘡)이 되어 동상은 수포(水疱)의 상태가 된다. 수포로 되면 조금만 마찰되거나 긁혀도 썩어 문드러지게 되어 궤양이 되고 괴저가 된다.

거기에 세균이이 붙게 되면 농피증(膿皮症)이 된다든가 임파선염이 된다든가 피하봉와선염, 단독, 패혈증이 된다든가 하는 수도 있다. 동창에 걸리는 환자는 대개는 부갑상선의 분비에 불균형이 보인다. 따라서 동창과 부갑상선의 조처를 잊고서는 효과를 얻기는 힘들다는 것을 유의해야 한다.

---

[17] 누공(瘻孔, fistula) 또는 누관(屢管)은 의학에서 혈관, 창자, 중공 기관과 같이 두 개의 빈 공간(기술적으로 두 개의 상피 조직 표면) 사이의 비정상적인 연결을 뜻한다. 누공은 상처나 수술에 의해 발생하는 것이 보통이지만 감염이나 염증에 의해 발생할 수도 있다

13. 발톱의 기형과 질병과의 관계

발톱의 모양이 특별히 흉하게 되어 있는 것은 대체로 국소성 감염이 병독에 침범되어 있든가 아니면 거북하고 부적당한 신발이나 버선을 상용하는 결과이다. 또 발톱의 기형은 발톱뿌리의 상해에서 오는 수도 있다.

발톱을 침해하는 감염성 병독 중에서 가장 많은 것은 기생충과 피부의 복행진(匐行疹)이다. 이것 등에 걸리면 발톱의 질은 굳어져서 얇게 되고 또 거칠고 약하고 불투명하게 되어 서서히 부서져 나가고 또 젖혀지고 세로 또는 가로로 흠이 생기고 발톱판의 밑에 세포의 두꺼운 층이 생기게 된다.

그리고 때로는 발톱 주위의 세포는 연쇄상구균에 침범되어 조상염(爪上炎)으로 되는 수도 있다. 그렇게 되면 발톱바닥은 부어서 빨간 색을 띠고 자주 고름이 나오게 된다. 발톱은 인설선(鱗屑癬)에 침범되는 일도 드물지 않다. 이 증상은 발톱판의 표면에 작은 공같이 둥근 모양의 흠이 산재적으로 나타나고 발톱 바깥쪽의 정상적인 흰빛이 발톱판을 따라 보통 이상으로 넓어지고 점차 갈홍색을 띠게 된다.

여기에 류머티스성의 관절염을 병발하면 발톱은 불투명하게 되고 잘 부서지며 또 비늘가루가 쌓여서 부풀어 오르게 되고 잘 부서지며 또 비늘 가루가 쌓여 부풀어 오르게 된다. 이 때 발톱이 이상하게 커져서 짐승의 발톱처럼 된다. 그래서 그것을 조갑구상(爪甲鉤狀)비후증이라고 부른다.

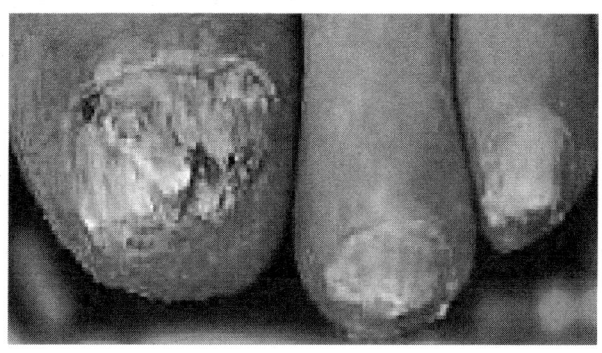

발톱 무좀

다시 또 이 조갑구상비후증의 발톱이 커져서 옆의 발가락 위까지 넓어져 마치 뿔 같은 모습을 띤 것을 람씨 각질조라고 부르고 있다. 발톱이 작은 구두 등을 신었기 때문에 발톱 홈 안의 연한 조직을 먹어 들어간 질환을 **조자(爪刺)** 또는 **조갑내생(爪甲內生)** 이라고 부르며, 심한 동통이 따르는 것이다.

이 증상은 발톱을 너무 짧게 깎았기 때문에 발톱의 절단면이 연부 조직에 손상을 일으키는 것이 원인이 되는 수도 있다.

일반적으로 발톱은 발톱 면에 직각으로 자르면 좋은데 많은 사람들은 발톱 끝을 둥글게 되도록 발톱 판 살 가까이 까지 끊어 내려고 한다. 만일 그 때 부주의하게도 작은 파편이라도 남겨졌다고 하면 발톱이 자라나는데 따라서 동통을 일으키지 않을 수 없을 것이다.

즉, 작은 파편이 발톱의 뿌리 쪽에 붙어 있는 관계로 아래의 유연 조직을 먹어 들어가서 자칫하면 절개하고 파편을 꺼내지 않으면 안 될 지경에 이를 수 있다.

발가락의 발톱은 때때로 질환의 지표가 된다. 그래서 발톱을 통해 과거의 병력을 엿볼 수 있다. 발톱에 나타나는 보통의 변화로는 가로의 주름과 세로의 주름이 있다. 이것은 주로 기생충, 열병, 수술, 와병(臥病), 신경 충동, 배멀미 등의 뒤에 나타나며 즉, 그들의 장해 중 발톱의 발육이 온전치 못했다는 것을 말해주는 것이다.

특히 가로의 흠은 그것을 발생시킨 장해나 사고의 발생 일을 아는 데에 의학적으로도 법률적으로도 매우 중요한 것이다.

발톱의 모양이 개암나무 열매모양을 하고 이상하게 되어 있는 경우는 선천적 심장질환이든가 혹은 특수 폐렴 질환으로, 예컨대 폐농양의 실증이라고 보아서 잘못이 없다.

| 제7장 |

신발

1. 고대의 신발

고대의 신발

우리들의 조상이 언제쯤부터 신발을 신게 되었는가에 대해 고고학적 연구는 아직 분명하지 않다. 다만 신발의 습관은 문화의 초기부터 시작 된 듯하다. 지극히 오랜 시대의 회화에도 신발을 신은 사람의 모습이 그려져 있고 적어도 삼천년 전의 신발이 박물관에 소장되어 있다.

대영박물관에는 기원전 약 1600년경의 이집트 사람이 사용하던 짚신이 진귀하게 보존되어 있다. 일본에서도 이자나미 노니코토[18] 가 버선을 던졌다는 전설이 있으며 또 고지키(古事記)에는 하루야마스미오토코의 항목에 양말에 관한 것이 기재되어 있다. 양말(시타우즈)은 신발(시타구쯔)의 음이 줄어진 것이다.

양말의 본래 문자는 옷(衣)의 변이 아니고 가죽(革) 변이었던 것을 보면 중국에서는 양말을 아마 가죽으로 만들었던 것으로 추측된다. 요컨대 버선(足衣)의 뜻이다.

물론 중국인이 신었던 것은 재료에 따라서 여러 가지로 달라져 있었던 것 같다. 본래 신발은 시대의 유행, 귀천, 장소, 기온, 날씨 등에 따라 다른 것이지만 특히 일본의 지배계급의 신발은 중국이나 한국의 것을 모방한 것이나 대나무 껍질의 신발이 오히

---

[18] 이자나미노미코토는 일본 신화에 나오는 아마테라스오오미카미의 어머니가 되는 신의 이름

려 평민이 스스로 필요에서 짚이나 대나무껍질로 만들어 신었던 것이다. 나라(奈良)시대의 양말은 정창원(正倉院)에 보존되어 있는데 뒤꿈치에 2개의 끈이 달려 있다. 일본에 있어서는 가죽의 양말 즉, 말(韈)은 헤이안(平安)시대부터 시작하여 오로지 무사에게만 쓰여 지고 발가락의 가랑이가 만들어져서 왜짚신을 신기에 편리하게 되어 있다. 양말이 이처럼 개발되는데 따라 그 호칭도 타비(單皮)라고 불리게 되었다.

그러나 어느 시대에도 지배 계급은 가죽의 신발을 신고, 시민계급은 짚이나 대나무껍질을 사용한 것에는 변함이 없다. 또 같은 가죽의 신발도 신분과 신는 장소에 따라 색이나 형이나 장식 등도 그 전용(專用) 구분되어 있었다. 왜나막신은 후지와라시대의 후 법사(法師)나 서민의 신발로서 고안된 것이다. 설타(雪駄[19]))의 고안은 센(千利休)에 의해 된 것으로 처음에는 대나무껍질의 왜짚신에 소가죽을 댄 것이었다.

2. 잃어져 가는 왜짚신의 효용

일본인 사이에 오늘날 구두가 보급되게끔 된 것은 청일전쟁과 러일전쟁이 큰 계기를 마련했다. 그리고 이 두 개의 큰 전쟁은 일본인들에게 육식의 습관을 갖게 하는 계기를 마련해 주었다. 오늘날의 우리들의 생활양식에서는 짚신을 신는다는 것은 시대착오도 심한 것이 되겠지만 이들을 계속 신음으로서 발밑에 받는 자극은 특

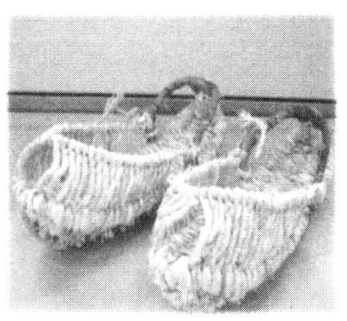

왜짚신-와라지

히, 포장되지 않은 자연대로의 도로를 보행함으로써 발밑 전면에 받는 자극은 건강증진상에 간과할 수 없는 것이라는 점은 많은 연구가에게 명심되어야 할 것이다. 러일

---
[19] 눈이 올 때 신는 신발

전쟁 당시 농민의 자제로서 만주의 전선에 동원된 장정(壯丁)이 거북하기 짝이 없는 군화를 싫어하여 손에 익은 짚신을 손수 만들어 신고 전선을 달리는 용감한 모습을 본 한 외국 무관이 「저러니까 일본군은 강한 것이다」라고 감탄했다는 이야기를 들은 일이 있다. 아마도 그는 일본병사의 야만적 행동에 감탄한 것이겠지만 나에게 말을 시킨다면 그들 병사는 짚신의 발밑자극에 무한한 감각을 느꼈을 것이라고 술회한다. 오늘날 일본인의 생활에서는 짚신의 모습이 점점 사라져 가고 왜나막신도 조만간 사라져 갈 운명에 있다. 거기에다 일본식 신발의 최후의 모습으로서 뒷축이 높고 앞이 낮아 앞으로 기울어지는 왜나막신, 무도(舞蹈) 짚신으로서 위가 높은 펠트 짚신들이 세력을 떨치고 있는 현황에 직면하여서는 탄식을 급할 수 없는 것이다.

문화가 진전한 오늘날 유행은 우리들의 감각을 압도한다. 신발의 사용 동기는 정신적으로 기운이 좋은 점이고 육체적으로는 발의 보호와 위생에 있는 것인데 많은 사람들은 이 일을 잊고 유행의 물결에 휩쓸리고 있다. 그 결과는 엄지발가락 관절의 점액낭염(粘液囊炎)이 된다든가 못이 박힌다든가 조자(爪刺)에 걸린다든가 하는 것이다. 문화국인 현대에 있어서 보도(步道)는 미끈하게 포장되어 있으므로 근육에 대하는 자극은 국소적이다. 돌이나 나무의 파편 등에 걸려서 넘어진다든가 헛디딘다든가 하는 일은 거의 없을 것이다. 그러나 이러한 돌이나 나무조작을 밟음으로써 발밑의 곳곳에 자극을 받아 그것이 온 몸의 근육 계통으로 하여금 완전한 긴장력을 갖게 함으로써 이윽고 그것이 건강상 환영할 만한 일이 된다.

맨발로 걷는 토인(土人)은 이러한 충격을 발에 받는 관계로 문화인에 비해 발 그것도 때때로 상처를 만들지만, 전신의 건강상에 있어서는 대체로 뛰어나 있다. 문화인은 완비된 포장도로와 문화적 신발의 대상(代償)으로 근육을 약하게 하고 나아가서는 전신의 건강을 손상하고 있는 것이다. 나는 이런 일의 대책으로서 후술하는 사지 보행법, 건강 나막신의 이용을 선전하고 있다.

3. 적당한 구두의 선정

적당한 신발이란 적당한 발의 기능을 저해하지 않고 발을 감싸주며 안전감을 주는 것이 아니면 안 된다. 구두라면 발꿈치와 발의 몸통[20]에 꼭 맞고 거기에 신는 기분도 좋고 또 보행 중에 구두 앞이 발가락의 운동을 자유로이 할 만큼 여유를 남겨 놓고 있지 않으면 안 된다.

내측 즉, 발의 안쪽 언저리는 똑바로 되고 뒤꿈치는 너무 높지 않을 것 등이 조건이 된다. 스포츠용으로서 낮은 뒤꿈치는 이상적이지만 일반용으로라도 뒤꿈치의 높이는 1인치(약 2.54cm)의 1/4~1/3으로 충분하다. 구두의 위쪽은 접촉감이 좋고 거기에 내구성이 있는 것으로 하려면 재질은 소가죽이 가장 적합하다.

구두 전체가 가볍고 신축성이 있어서 구두를 신고 있다고 의식되지 않는 것이 좋을 것이다. 장자(莊子)에 「발을 잊는 것은 신발이 맞기 때문이다」하고 있는데, 발과 신발이 일자(一者)의 경지에 있어서 발도 신발도 의식되지 않는 경우를 말하는 것이다.

벗은 구두는 무엇인가 매달아서 형체가 무너지지 않게끔 주의하지 않으면 안 된다. 구두의 형체가 무너지는 것은 결국 구두속의 앞쪽 부위가 위쪽으로 젖혀지기 쉽고 따라서 정상적인 발가락 운동이 저해되어 척골(蹠骨) 머리 부위에 체중이 여분으로 걸리게 되고 나아가 발밑에 못을 만들게 되는 것이다.

구두에 관한 한 남성보다도 여성의 관심을 환기 시켰으면 한다. 여성의 6할까지는 너무 짧고 작은 구두를 신고 또 거의 예외 없이 너무 높은 뒤꿈치를 버젓이 자랑하고 있다. 이것은 부인의 허영심이 그렇게 하는 바이겠지만 그 책임의 일부는 구두 제조업자에게 있다. 물론 구두방에 발의 해부학적 지식을 요구하는 것은 무리한 이야기지만 발의 해부학적 형태와 구두와의 관계 등에 관해 일단 알아두어야 할 터이다. 그렇기는 커녕 발의 크기를 재는 도구를 갖춘 구두상점은 몇 집이나 될지 모르겠다.

「신고 있는 중에 꼭 맞게 늘어납니다」라고 구두방에서는 말하는데, 신고 있는 중에

---

[20] 발의 몸통(足胴)- 척골의 중앙부위를 말한다.

늘어나는 것 같은 구두는 신용이 가는 구두라고는 할 수 없으며, 또 구두 그 자체는 늘어나도록 만들어져 있지도 않으며 발이 구두를 높이기 위한 도구도 아닐 터이다. 구두를 살 경우에는 신고 서 본다든가 하여 십분 조사해 본 다음에 사야 할 것이며 의자에 걸터앉아서 발을 맞춰 보는 것만으로는 불충분하다. 또 누구든지 저녁때가 되면 발에는 수분이 몰리고 쌓여서 발이 부푼 것처럼 되기 쉬운 것이다. 그래서 구두를 발에 맞춘다면 저녁때가 적당하다.

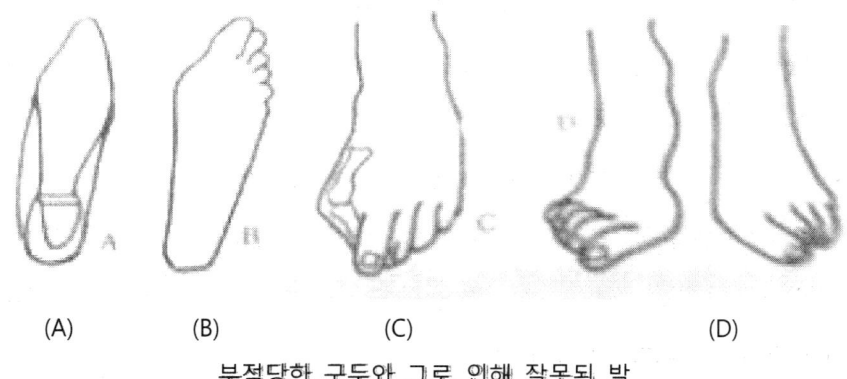

(A)   (B)   (C)   (D)

부적당한 구두와 그로 인해 잘못된 발

청소년시대로부터 유행을 따라서 부적당한 구두를 상용하고 있으면 발은 점점 기형화되어 간다. 그림이 A는 부적당한 구두의 바닥, B는 기형적인 발의 **발밑**, C는 기형화한 왼쪽발의 엄지발가락의 **뼈**, D는 기형화한 양 발을 가리킨 것이다.

4. 구두가죽의 종류와 고무바닥

발의 동통에 고통 받고 있는 사람은 근래에 유행하는 바스켓볼용(농구화) 같은 구두 끈의 구멍을 보통의 구두보다도 발가락 가까이 까지 연장시켜 놓으면 동통에 잘 알맞게 여러 가지로 구두의 모양을 바꿀 수 있고 또 신을 때도 쉽게 신을 수 있다.

또 약간 사치가 되지만 염소의 껍질 즉 키드(Kid)의 구두는 가죽이 부드럽고 가벼워 발이 아픈 사람에게는 환영된다. 실내의 신발로서는 사슴껍질 즉 벅스킨(Buckskin)이 적합하다. 이것은 가볍고 부드러워 마루 위의 장애물을 피하며 걷는데 적합하다. 우리들이 보통 신고 있는 구두는 소가죽 즉 복스(Box)인데 이것은 발에서 배설되는 노폐물인 산성 물질을 여과하여 발산하는데 호적하다.

일반 사람들은 **발에서 불필요한 산성물질이 배설되는 것** 등은 모르는 사람이 많다. 우천에 고무장화를 신고 그 불쾌한 끈적끈적한 땀이 스며 나오는 느낌을 빗물이 스며든 탓이라고 해석하는 풋내기 생리학자가 있지만 뜻밖에도 이거야말로 내 몸 아니 내 발에서 배설된 노폐물이 여과 발산되지 않은 채로 고무장화의 속에서 물켜져서 재앙의 원인이 되는 것이다.

발에서는 우리가 보통 느끼고 있는 이상으로 노폐물이 많이 분비되는 것이므로 발의 세척, 버선이나 양말의 세탁을 게을리 해서는 안 된다. 이 노폐물질이 발로부터 24시간 배설되고 그리고 이것을 여과 발산시키는 점에서 생각해도 **고무바닥의 구두, 고무유사품의 바닥의 구두는 피하지 않으면 안 된다.**

남방의 고무가 풍부한 지역에 있어서는 고무바닥의 구두는 경제적 견지에서 애용되지만 뜨거운 기운의 관계로 구두의 위쪽부위는 간소화되어 거의 샌달의 끈이 넓어져 있는 정도여서 발에서의 배설물은 자유로 발산되게 되어 있다. 그런데 도쿄 번화가 길거리의 멋쟁이 남녀는 라바아소올(고무바닥)을 보라는 듯이 혹은 활보하고 비틀리고 있지만 아파트로 돌아가기 무섭게 무좀의 손질에 여념이 없는 생활은 그다지 자랑이 안 되는 근대 풍속도이다.

아니 발의 습진으로 일이 끝나면 불행 중의 다행이며 구두에 포만 된 노폐배설물은 재차 발의 피부로부터 흡수되어 몸의 전체 기능에 해로운 영향을 미치게 되는 것은 『피부편』에서 상술한 바이다. 이 산성 배설물은 생체만이 아니고 구두 자체에도 영향을 미친다. 구두 표면의 엄지발가락 관절의 주위나 발가락뼈(趾骨)와 발바닥뼈(蹠骨)와의 관절의 주위 등에 금이 가고 터지는데 이것은 산성노폐물이 가죽에 작용한 결과이다. 구두의 위쪽 표면은 크롬(Chrom)[21]으로 무두질하고 있는데 이 크롬에 대하여 배설물의 젖산이 작용하여 금이 가고 터지는 것이다. 금이 가고 터지는 것은 보통 바깥쪽의 관절의 표면에 나타나는데 통풍의 환자는 안쪽의 관절의 표면에 나타난다.

5. 양말과 버선

전항의 산성 배설물의 현상을 일독하면 양말과 버선에 대한 연구와 재치 있는 변통은 자연히 이해될 것이다. 그렇다고 하여 추위를 참고 맨발로 있는 것은 두한족열의 건강상식에 어긋나는 것이기도 하다. 그러나 어떻든 간에 버선이나 양말을 항상 세탁하는 일과 발을 씻는 일은 절대로 잊어서는 안 되는 일이다. 불교에서는 탁발(托鉢)하고 돌아오면 일단 그것으로 그날의 경제생활의 기본은 마련된 셈이므로 발을 씻고 그다음에 그날의 종교적 근행(勤行-독경, 회향하는 일)으로 들어가는 것이다.

탁발도 종교적 수업의 일종이지만 속인 상대의 탁발과 사찰 내 근행과의 사이에 발을 씻는 것을 엄히 규정하고 있는 점이 흥미롭다. 이것은 일반 사회에서도 통용되어 불량배 생활이나 화류계에서 발을 씻는다든가 하는 미풍이 유행해 온 것이다. 확실히 발을 씻는 것은 시원하고 상쾌한 기분이 감도는 것이다. 남양토인은 절대로 발을 잘 씻지 않으면 자지 않는 습관이 있다.

그런데 양말과 버선이지만, 이것도 부적당한 구두와 같이 발에 여러 가지 장해를 주는 원인이 된다. 너무 딱딱한 버선이나 양말, 작아서 몹시 갑갑한 것, 유행의 형을 따른 버선, 발의 몸통 부위부터 가늘어져 발가락부위에서 거의 뾰족하게 되어 있는 양말 등은 엄지발가락이나 기타의 발가락 관절을 압박하여 그것이 상당 기간 계속하면 틀림없이 **엄지발가락의 관절점액낭염**을 일으킨다. 가능하면 양말도 버선도 같이 좌우

---

21) 크롬(Chrom) : 은백색이며 윤택이 있는 단단한 금속 원소

의 구별을 지어 발가락 운동에 여유가 있도록 하였으면 하는 것이다.

특히 주의를 하고 싶은 것은 세탁 후의 줄어든 양말이나 버선을 그대로 신는 일이다. 그것이 어른의 경우는 갑갑한데 대한 불평도 말할 수 있고 벗어 버릴 수도 있지만 유아의 경우는 원인불명으로 불쾌해 하고 기력도 빠져서 부모를 난처하게 하는 일이 있다. 그것도 그때만의 일시적 불쾌와 기력상실이면 좋은데 끝내는 발에 장해를 가져와서 얼마 후에 병원 신체를 지지 않는다고 누가 보증하겠는가?

6. 어린이 구두에 대한 주의

성년기의 사람으로 발에 장해로 고생하고 있는 75%는 유년기와 청년기에 발에 대한 부주의에서 온 것이라고 한다. 6살쯤까지의 어린이의 발은 대개 강건한데 7살쯤에서 18살쯤까지의 사이에 약 80%의 소년 소녀는 발에 장해가 일어나기 시작한다. 따라서 어린이에게 구두나 버선이나 양말을 사 줄 경우에는 세심한 주의가 필요하다.

오늘날 10살쯤까지의 구두는 알맞게 되어 있는데 11살 이후는 어른의 구두를 소형으로 했을 뿐 어른의 유행이 그대로 받아들여진다. 이 유행성은 어른의 발까지도 기형화할 것인데, 뼈가 아직 완전히 굳지 않은 소년 소녀의 발을 기형으로 만든다. 장래의 질병의 원인을 사정없이 만드는 것이 분명하다.

이 나이의 소녀의 발을 조사한 보고에 40%는 엄지발가락이 외전(外轉)하고 있었다고 한다. 만일 이것을 방치하면, 엄지발가락의 안쪽 점액낭이 부풀어져서 바니온병이 된다고 경고하고 있다. 구두는 발가락 부위가 넓고 길이도 또 기립했을 경우에 적어도 발보다 1/2인치는 길어서, 어린이의 신속한 성장에 대비해야 된다. 또 구두끈도 신을 때마다 매는 것이 좋고, 또 소년 소녀에게는 절대적으로 **편상화**(編上靴=목구두)가 아니면 안 된다. 소년 소녀가 편상화로 발목을 확실히 확보함으로써 미국의 결핵 환자가 감소되었다고 한다. 또 구두를 주의하여 때때로 고장을 수리해 주어야 한다.

7. 기성화와 인공 척궁화(蹠弓靴)

맹자에 용자(龍子)의 말이라고 하여 다음의 글자가 적혀 있다.「신발이 서로 닮은 것은 천하의 발이 같기 때문이다.」하고 하여 발은 누구나 같기 때문에 구두도 닮았고 따라서 발을 모르고 구두를 만든다(不知足而爲腹)라고 하는 것이다. 오늘날로 말하면 기성품의 구두를 만든다는 것이다.

맹자의 시대에도 구두는 기성품으로 만들어진 모양이지만, 오늘날에는 점점 그 경향이 심하게 되어 왔다. 그리고 이 기성품 구두라는 것이 또 유행을 많이 따르는 데서 발은 점점 해를 입어 가고 있다. 미국 미니애폴리스의 넬슨박사의 조사에 의해 6세부터 18세까지의 어린이와 청소년 1만 명의 발을 검사한바 완전에 가깝다고 생각되는 발의 소유자는 겨우 3명에 불과하였다고 보고하였다.

이 사실로 보면 발의 결함을 근치하는 데는 더욱 많은 훈육과 지도가 필요한 것은 말할 필요도 없다. 오늘날 도시의 초등학교에서 정기적으로 신체검사가 시행되고 있지만 그 검사 종류에는 발이 결여되고 있는 것이다.

신체의 물리적 기초를 이루는 발을 검사 안하고 헛되이 보행이다. 소풍이다, 운동회다 떠들썩하나 정말 소중한 어린이의 체위(體位)는 향상되지 않는다. 마치 하류(下流)에 서서 백년하청(百年河淸)을 기다리는 어리석음을 반복하는 것 같은 것이다.

그런가 하면 의학박사 추천의 척궁형(蹠弓型) 받침을 넣은 구두가 팔리고 있다. 터무니없이 빗나간 견해이다. 어린이의 근육은 절대로 자연 그대로 발달해야 하는데 발달을 저지하는 척궁형 받침을 넣는 구두라니 완전히 정신을 잃은 상태이다.

이것은 어린이의 일부 근육의 기능을 박탈하는 것이어서 큰 다음에 그 인공적 척궁형을 제거한다면 편평족이 될 것은 정한 이치이다. 이런 그릇된 경향은 단연 저지되어야 한다.

8. 신발과 질병

나는 발과 질병과의 관계를 전술하였는데 대체로 신발이 닳는 모습에서 그 사람의 질병을 진단 할 수가 있다. 구두라면 구두, 왜나막신이라면 왜나막신이 평균으로 닳고 있는 사람은 건강체이다. 뒤축 바깥쪽이 닳는 사람은 신장병, 외측 안쪽이 닳는 사람은 방광에 장해를 갖고 있는 사람, 또 앞쪽의 바깥쪽이 닳는 사람은 심장병, 앞쪽의 안쪽이 닳는 사람은 간장에 고장을 갖고 있는 사람이다.

또 그 닳는 것이 오른발인지 왼발인지로 각각 그 기관의 오른쪽과 왼쪽을 판단하는 것이다.

구두방에 가면 거의 모든 뒤축 바닥쪽에 징을 박아서 진열하고 있는데 이것으로 보아도 얼마나 신장병자가 많은 가를 알 수 있다. 나는 건강나막신의 이용으로 이들의 장해를 제거할 것을 선전하고 있다. 또 앉을 때는 좌우의 발을 바꿔가며 교대로 겹치고 앉을 것, 걸을 때는 발끝을 들어서 뒤꿈치로 대지를 굴리며 걷는 기분으로 보행하도록 한다.

메이지유신 시절에 검도의 명인 야마오카는 신발의 닳는 모습으로 무술수업자의 솜씨를 감정했다는 유명한 이야기가 있다. 물론 야마오카에게는 그 닳는 모습으로 병명을 판정할 필요는 없었을 것이고, 또 의사가 아닌 야마오카에게는 할 수도 없었을 것이다. 다만 신발을 고르게 닳고 있는 무술수업자는 팔 솜씨도 세고 정신자세도 안정되어 있으므로 자기 스스로가 상대를 맡고 나서지만 한쪽만 닳는 수업자는 소위 반사람 몫 밖에 안 된다고 하여 제자들에게 상대하도록 하였다는 것이다.

검도 명인의 안식(眼識)은 종이 뒷면이 아닌 신발 밑에 통하고 있었던 것으로 생각된다. 아니면 장자의 지인(至人)의 경지에 도달하여 뒤꿈치로 숨을 쉬며, 학자의 눈빛이 종이 뒷면에 통하듯이 신발 밑의 변화를 감득(感得)한 것인지도 모른다.

| 제8장 |
사지의 운동법과 치료법

「누차 해설한 바와 같이 니시의학의 건강법에 있어서는, 사지는 4대 원칙의 하나로서 중요한 역할을 갖는 것이며, 그것이 6대 법칙의 속에 어떻게 배합되어 있는가는 전술한 바 대로이다[22]. 여기서 6대 법칙 이외의 4지의 운동법과 치료법을 언급하고자 한다.」

1. 족탕법

세면기 또는 적당한 용기 2개를 준비하고 하나에 냉수(14°C나 15°C)를 다른 하나에는 온수(40°C나 43°C)를 준비, 양 발을 함께 복사뼈까지를 1분간씩 교호로 담근다. 단, 이 경우는 온수에서 시작하여 냉수로 끝내도록 한다. 보통 [온 → 냉 → 온 → 냉 → 온 → 냉]하는 식으로 각 3회로 충분하다.

요독증, 복막염, 방광염, 자궁내막염, 장염 등을 예방하고 또 치유로 이끄는 방법이다. 무좀이나 동상에도 유리하다. 단, 이때는 30분에서 1시간 반쯤까지이고 교호욕을 계속한다.

주의 ;
1. 발을 온수에서 냉수로 옮길 때, 또 냉수에서 온수로 옮길 때, 물방울을 가볍게 닦는 것을 잊지 말 것.
2. 추울 때는 온수 쪽이 식으므로 첨가해서 따라 넣을 온수를 준비해 둘 것.

---

22) 註 ; 니시의학 건강법 6대 법칙 참조

2. 각탕법

각탕기 또는 양동이에 온수를 준비하고 반듯이 누워(仰臥) 다리를 장딴지까지 담그고 무릎부터 위는 이불로 덮고 발한시키는 방법이다. 이때의 온수의 온도와 시간은 다음과 같다.

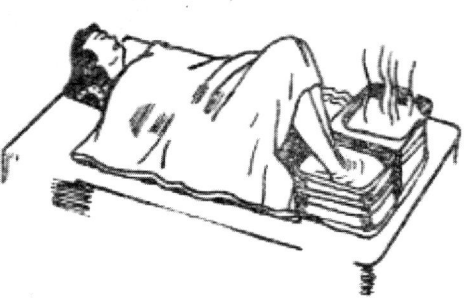

[발목의 온냉 교호욕법]

40°C 5분간
41°C 5분간
42°C 5분간
43°C 5분간

즉 각탕의 시간을 20분으로 하고 40도부터 시작해서 5분 간격으로 1도씩 올려 가는 것이다. 온수의 온도를 올리는 데는 전열을 이용하여도, 또는 주전자로 온수를 타도 좋은 데, 용기 내의 온도가 고르게 되도록 젓는 것을 잊지 말아야 한다.

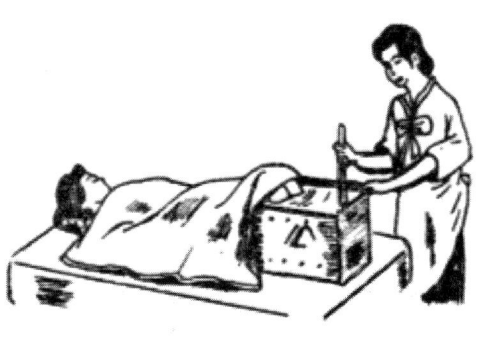

[각탕법]

그리고 통산 20분간의 각탕이 끝났으면, 잘 닦고 이번에는 준비한 냉수에 담그는 것이다. 단 이것은 한번으로 좋은 데 다음과 같이 냉수의 온도에 따라서 시간을 가감한다.

14°C 2분
16°C 2분 반
18°C 3분 반

냉수가 끝났으면 물기를 충분히 닦고 편안히 눕는다.

그런데 각탕의 생리 현상에 대한 작용은 하지의 혈액의 알칼리도를 높이고 그와 동시에 발한을 촉진하는 방법이다. 대체로 보통사람은 20분 이내로 발한하는 것이다. 발한될 것같지 않은 사람은 15분쯤 때에 온수를 조금씩 마시면 발한이 잘 된다. 또 각탕 후 바로 잠옷을 갈아입는다든가 하여 몸을 차게 하면 발한이 멎게 되는 것이니까, 땀이 나 나올 때까지 따뜻하게 하고 누워 있어야 한다. 사람에 따라서는 각탕 후 2시간이 되어 땀이 나는 사람도 있다.

그리고 각탕의 효능으로서는 고열, 미열은 물론 모든 열환(熱患)에 응응하여 좋고, 신장병, 수종(水腫), 당뇨병 등에도 효과가 있다. 발한한다는 것은 일자(一者)인 생체로부터 땀이라는 성분을 잃는 것이다. 따라서 이 땀의 성분을 보급하여 두는 것을 잊어서는 안 된다. 즉 발한 후 2시간 내에 수분과 염분 및 비타민C를 보급하는 것을 잊어서는 안 된다.

주의

1. 각탕 실시 시간은 오후 3시 이후가 좋다. 또 고열의 경우는 오후 3시, 오후 6시, 오후 9시 전후의 3회를 한다.
2. 되도록 공복 시에 할 것, 식후 적어도 30분을 피한다.
3. 각탕 후 땀이 너무 식어서 더워지지 않는 사람은 냉수에 담그는 시간을 적절히 단축한다.
4. 누운 채로 걸을 수 없는 사람은 마무리의 찬물 담그기는 안 해도 좋다.
5. 각탕과 동시에 흉부의 겨자찜질을 필요로 하는 사람은 여름에는 각탕을 먼저하고 겨울에는 뒤에 한다.
6. 각탕 후에는 모관운동을 해 두면 좋다.
7. 각탕 중에 상기(上氣)하는 경향이 있는 사람은 냉수 또는 미지근한 감차나 엽차를 조금씩 마시면서 한다.

3. 40분 각탕법

보통 각탕법은 발한시키는 것이 목적이므로 15분이고 20분이고 발한만 되면 목적을 달성한 것이 되는데, 20분간의 각탕법을 해도 발한되지 않는 경우가 있다. 이 경우는 43°C를 다시 5분간 계속한다. 그래도 발한하지 않을 경우는 다시 43°C를 5분간 계속하는 것이다. 이상과 같이 하여 통산 40분에 미치는 수도 있다.

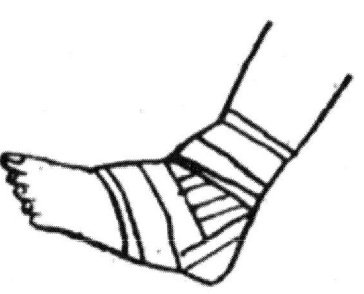

[복사뼈의 붕대]

그러나 40분의 각탕을 해도 발한하지 않는다는 일은 별로 없는 듯하다. 20분 이상의 각탕을 하면 복사뼈의 부분에 염증을 일으키든가 하므로 복사뼈의 부분을 약간 딱딱하게 붕대로 감고(뒤꿈치는 붕대를 감지 않고 내놓아 둔다), 냉수 대신에 소금물에 담갔다가 마른 타월로 물기를 닦고 그대로 누워 쉬도록 한다.

그리고 걷는 것은 붕대가 충분히 마르고 난 다음에 한다. 그리고 이때의 소금물의 농도는 바닷물 정도의 농도면 좋다. 40분 각탕법을 할 때는 대개는 중증의 경우이므로, 그 조작을 신중히 하여 과오가 없도록 주의하지 않으면 안 된다. 비닐 같은 것으로 덮으면 20분 이내에 발한 될 수도 있다.

사지(四肢)는 온 몸(全身體)

「발은 전신체를 지배한다.」
「발은 바른 자세의 어머니이다.」 -기이욤(Guillaume)

4. 각대 요법

발과 다리를 넣고 그리고 무릎을 덮을 정도의 부대를 3쌍 만든다. 단 양말처럼 살에 착싹 붙게 하지 말고 헐렁헐렁하게 해 둔다. 3겹으로 싸는 것이므로 대중소(大中小)로 만들면 좋다. 또 무릎 아래로 미끄러져 내려가지 않도록 하기 위해 무릎 부위에서 조여 매게끔 부대 입구에 가는 끈이나 고무 끈을 넣어두면 대단히 편리하다.
감은 네르, 타월을 접은 것, 메리야스, 바지 등의 낡은 것 등 무엇이나 좋다.
처음에는 제 1기로서 한 겹을 7일~10일간, 이어서 제 2기는 두 겹을 7일~10일간, 제 3기는 세 겹을 7~10일간 하는 것이다. 그 뒤에는 세 겹을 계속한다. 그 기간은 체질에 따라 증상에 따라 달라진다.
다리와 발이 찬 경향의 사람, 코가 잘 막히는 사람, 어깨가 잘 결리는 사람, 열성(熱性)환자 등에 이용하여 주효하다. 또 비교적 입이 작은 사람, 이런 사람은 발한되기 쉬운 사람인데 각탕 대신으로도 된다.
또 감기를 바로 고치는 데는 10분~20분마다 각대를 차례로 겹쳐서 신는다. 오줌병을 준비하여 소변보러 일어나지 않도록 한다.
각대와 함께 완대(腕垈)를 병용하는 수가 있다. 완대는 손에서 팔굽까지를 싸는 부대이다. 각대는 기상 5분~10분전에 잠자리 속에서 벗지 않으면 안 된다. 또 감기를 바로 고치는 경우 이외로는 변소에 갈 때도 각대를 한 채로 가도록 한다.

주의
1. 각대는 발한을 촉진하는 것이므로 발한 후 조치를 잊지 말 것.
2. 각대, 완대는 마진(痲疹)의 초기에 특히 주효하다.

5. 각반 요법

1필(약 10.6m)의 직물을 세로로 5치(약 3.03cm) 폭으로 끊어서 다시 세로로 반으로 접어 2개의 붕대를 만들어 둔다. 또는 두 짝의 각반(게에트르)를 끈이 붙어 있지 않은 쪽을 붙여서 폐물 이용으로 해도 좋다.

취침 2시간쯤 전에 우선 모관운동을 하고 준비한 붕대로 발끝부터 둘둘 대퇴의 반쯤까지를, 발끝 쪽 일수록 세게, 또 발가락 끝이 나오지 않도록 단단하게 감는다.

다 감았으면 발을 1자 ~ 1자 5치(寸) 쯤의 높이의 받침대에 올려놓고, 조용히 반듯이 눕는다.

대체로 2시간쯤에서 붕대를 풀고 모관운동을 하고 취침 한다. 하룻밤 내내 감아두면 혈액의 순환을 해치므로 반드시 풀어 놓는다. 단 발을 받침대에 올려놓지 않고 수평의 위치라면 하룻밤쯤 감은 채로 두어도 지장이 없다.

또 붕대를 감고 있는 중에 체온이 시시각각 올라가는 사람과 내리는 사람이 있다. 그러나 이들의 체온의 변화도 좋아지는 방향의 한 과정이라는 심경(心境)을 미리 확고하게 만들어 둔다. 어느 경우에도 붕대를 풀면 평열(平熱)로 자리잡히게 되는 것이다.

이 요법을 할 때는 발열자에게는 엽차, 토마토즙, 감차 등을 한 컵 먹여서 비타민C를 보급해 둔다. 단 그 때 구토가 나든가 하는 사람에게는 다시 가다랭이 등을 쪄서 말린 것 등으로 조미한 음료를 한 컵 먹이면 경과가 좋다.

요법 실시 중에 심장의 고통을 일으키는 사람이 있는데, 빠른 사람은 그 때부터 늦은 사람이라도 2주간 이내에 각각 고장이 치유로 향하여 가는 것이므로 참을 수 있는 한도로 시행한다. 이 요법은 특히 정맥류에 주효하는 것이다.

6. 각력법과 완력법

(1) 각력법

우선 평상에 경침을 베고 반듯이 눕고 천정에서 무거운 것을 내려뜨리고 그것을 무릎을 굴신하여 양 발바닥으로 떠 받들어 올리는 운동이다. 처음에는 약 2kg[23]의 무게에서부터 시작하여 1분간에 60회가 쉽게 되게 되면 4kg씩 늘려 간다.

체중의 5분지 1의 무게를 목표로 한다. 단 이 운동을 할 때는 하루에 생야채를 건강체는 3종류 이상 환자는 5종류 이상을 약 120g[24]은 먹지 않으면 안 된다. 생야채는 잎과 뿌리를 각각 1 종류로 하여 같은 양을 먹도록 유의한다. **근육을 움직이고 날(生) 것을 먹지 않으면 노쇠 한다.**

회복기의 환자가 이것을 할 경우에는 열이 없는 때를 보아서 할 것. 매어다는 물건은 튼튼한 부대에 모래, 자갈, 쌀, 콩 등을 넣든가, 나무상자에 모래, 책 등을 넣어도 상관 없다. 이 운동은 다리에 힘을 세게 하고 피로를 회복하며, 변통을 좋게 하고 장력을 증진하여 임신율을 높이는 운동이다.

(2) 완력법

평상에 경침을 베고 반듯이 눕고, 천정에 무거운 것은 매어 달고, 양 손으로 그것을 들어 올린다. 1분간 60회의 속도로 실행한다. 처음에는 2kg부터 시작하여 차례로 400g씩 늘려 체중의 6분지 1일이 되기까지 연습한다.

이 운동을 할 때는 하루에 120g의 생야채를 건강체인 사람은 3종류, 환자는 5종류 이상 먹어야 한다. 결핵 환자는 열이 없는 때에 서서히 하면 공동(空洞)이 있는 질환도 낫는다. 물론 니시의학의 6대 법칙을 비롯하여 풍욕 등을 하는 것을 잊어서는 안 된다. 기관지천식인 때는 일시 도리어 기침이 심하게 되는데, 그것을 돌파하면 점점 나아가게 되는 것이다. 이 운동은 팔굽을 충분히 굽히고 펴는 것이 중요하다.

---

23) 원문에는 500돈중(1돈쭝은 약 3.75g)으로 표기. 譯者註
24) 원문에는 30돈중(1돈쭝은 약 3.75g)으로 표기. 譯者註

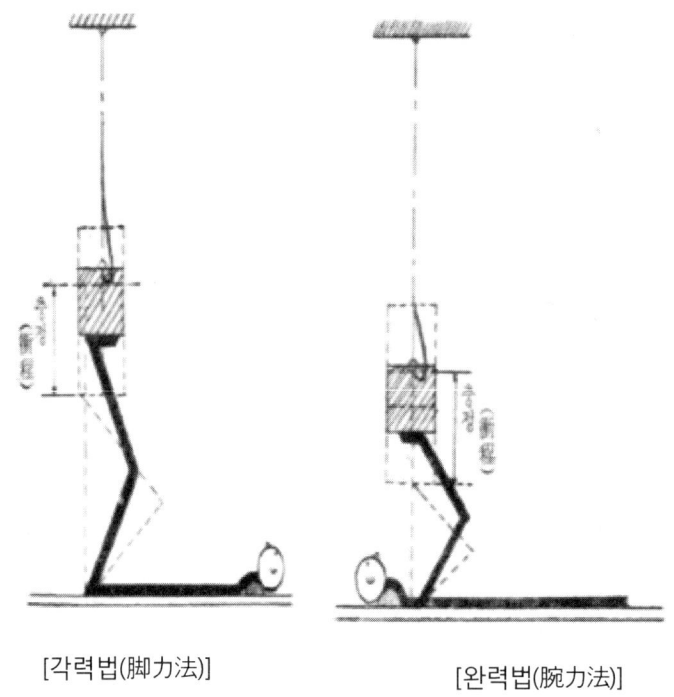

[각력법(脚力法)]　　　　[완력법(腕力法)]

7. 발의 상하운동과 부채꼴 운동

발목 부분을 상하로 진동시켜서 발목의 통증을 없애고 좌우의 발을 평등하게 맞추는 운동이며 반듯이 누워서 하는 것이다. 예를 들면 왼쪽 발의 경우는 왼쪽 손으로 정강이의 아래 부위를 잡고 여기에 오른손으로 맞쥐고 발끝을 상하로 진동한다. 이 운동은 복사뼈 부분의 염증(소오렐씨병)을 고치는데 쓰여 진다.

운동 전후에 1분 정도 모관 운동을 하여 둘 것.

주의

1. 상하 운동을 필요로 하는 사람의 발은 그 반대쪽의 발에 반드시 부채꼴(扇形) 운동을 필요로 하는 사람인 것을 잊어서는 안 된다.
2. 부채꼴 운동을 3일 하였으면 하루는 상하 운동을 한다.

8. 발에 의한 각종 운동법

(1) 혈관운동법

하지를 30°쯤 들고 다시 30°쯤 바깥쪽으로 벌린 체위로 발 전체를 굴신하는 운동이다. 좌우를 번갈아 할 일. 이 경우 왼쪽 발은 동맥계이고 오른쪽 발은 정맥계이다. 운동의 전후에 모관 운동을 하는 것을 잊어서는 안 된다.

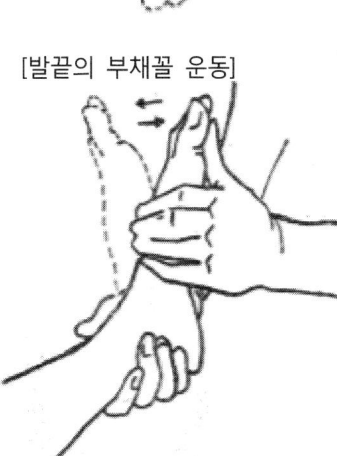

[발끝의 부채꼴 운동]

[혈관 운전]

[발끝의 상하 운동]

(2) 발에 의한 심장 운동법

발에 의한 혈관 운전법의 체위로 발의 바깥쪽 바낌(斜) 위를 발등 쪽으로 부치듯이 굽히는 운동을 한다. 이 경우 왼쪽 발은 왼쪽 심장(특히 좌심실)을, 그리고 오른쪽 발은 오른쪽 심장(특히 우심실)을 관장하는 것이다. 심장쇠약에 빠져 있는 중증 환자는 왼쪽 발의 심장 운전 운동으로 기사회생의 효과를 거두는 수가 적지 않다.

이 운동의 전후에는 모관 운동을 할 것.

(3) 발에 의한 신장 운동법

발에 의한 혈관 운동법 경우의 체위로, 발의 좌우 양쪽을 번갈아 비트는 운동으로 이에 의하여 왼쪽 발은 왼쪽 신장을, 오른쪽 발은 오른쪽의 신장을 운전하는 것이 된다. 이 운동의 전후에는 반드시 **모관 운동**을 할 것

(4) 발의 T자형 운동법

우선 평상 위에 반듯이 누워 상체를 30°쯤 일으켜서 양손으로 지탱하고 다음에 양 다리를 30°쯤 올리고 양 발끝을 젖혀서 오금을 펴고 양 발이 T자형이 되도록 다리를 번갈아 비튼다. 결국 좌우 번갈아 발이 ㅏㅓ형으로 되도록 40~50회씩 하는 것이다. 이 때 상체와 다리가 이루는 각도는 120°가 되도록 주의한다. 이 운동은 **치(痔) 정맥의 울혈**을 고치고 또 젊어지는 방법으로도 된다.

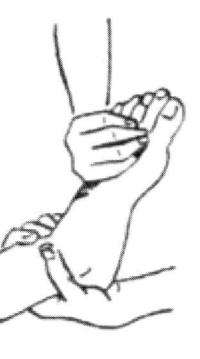
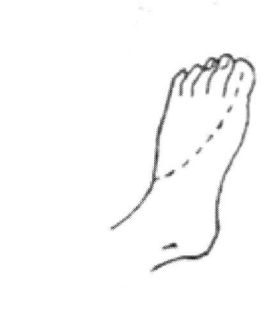

[심장 운전]

9. 하지 유연법

하지를 언제나 유연하게 해 두는 것은 만병의 예방으로 되는 것이며, 그 방법으로 다음의 두 가지를 들 수 있다.

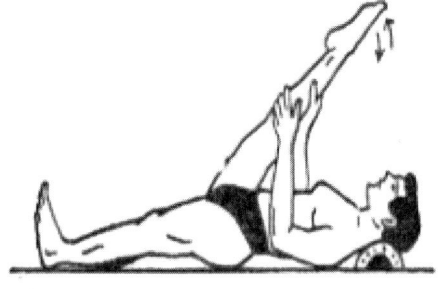

[하지 유연 앙와법]

(1) 뒷면 펴기 운동

반듯이 누운 채로 한쪽다리는 평상 위에 똑바로 펴서 붙이고 다른쪽 다리는 똑바로 편채로 조용히 들어 수직의 위치를 넘어서 더욱 가슴쪽으로 가져 온다.

그리고 그때그때 발가락 끝을 젖혀서, 오금의 힘줄(腱)을 펴는 상하 운동을 하는 것이다.

좌우 번갈아 펴는 것인데, 특히 펴지지 않는 쪽에 주력을 기울이도록 한다. 또 때로는 의자에 걸터앉은 채, 한쪽의 다리는 그대로 하고 한쪽의 다리를 똑바로 펴서 눈의 높이까지 올리는 연습을 한다.
(2) 바깥쪽면 펴기 운동
반듯이 누운 체위로 한쪽의 다리는 평상 위에 붙인 채로 펴고, 다른 쪽 다리는 무릎을 굽혀서, 그 발끝을 반대쪽의 어깨에 붙이도록 하는 운동이다.
이 운동은 시력의 회복에도 주효하는 것이다.

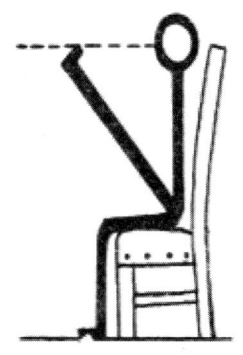

[하지 유연 좌위법(座位法)]

10. 각유법(脚扭法)

양 다리를 높이 1자 정도의 받침대나 이불 위에 올려서 30°쯤 벌리고 다음에 이 체위대로 다리를 안쪽으로 세게 비틀기를 5번, 다음에 바깥쪽으로 세게 비틀기를 5번, 단 바깥쪽으로 비틀 때는 양 발끝을 젖히고, 안쪽으로 비틀 때는 양 발끝을 펴도록 한다. 안쪽으로 5번 바깥쪽으로 5번을 1회로 하고 번갈아 반복하여 안쪽으로 4회 바깥쪽으로 4회 합계 40번을 하는 것이다.
이 운동과 동시에 주먹을 쥐고 팔을 비트는 운동을 하면 더욱 효과적이다.
이 운동은 손쉬운 **피로회복법**이며, 또 젊어지는 대단히 좋은 방법이기도 하다.

11. 고전법(股展法)

선 자세에서 무릎을 굽히는 일 없이, 가랑이를 충분히 좌우로 벌리도록 연습한다. 그리고 엉덩이와 수평면과의 간격이 10인치(약 25.4cm)내외가 될 때까지 연습한다[25].

대체로 5자 3치 이상의 사람으로 12인치, 5자 2치 이하의 사람으로는 10인치 간격이 보통이다. 연습에 따라서는 엉덩이가 수평면에 닿게, 즉 양 가랑이가 180도로 열리게 된다. 무리한 연습을 하면 내고근(內股根)이 끊기는 수가 있으므로 그림과 같이 도구를 사용하면 좋다. 연습 중에는 생식을 하루에 120g[26] 이상 먹을 것. 또 실시 전후에 모관 운동을 잊지 말아야 한다. 이 방법은 다리를 튼튼하게 하고 정력을 증진하므로 일종의 젊어지는 회춘법으로도 된다.

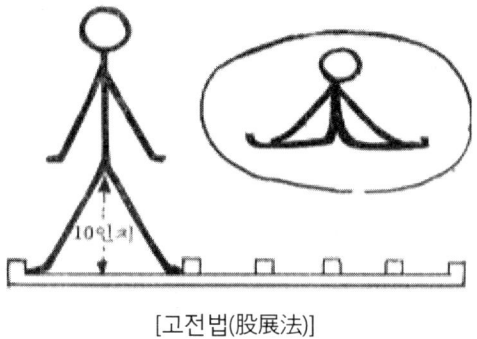

[고전법(股展法)]

12. 물구나무서기(倒立法)

양 팔로 거꾸로 서는 운동으로 내장의 하수(하수)를 막고 변비를 고치며 팔의 힘을 세게 하고 또 흉부의 장기를 강건하게 하는 운동이다. 물구나무서기 자체도 효능이 있는 운동이지만, 이에 이르는 10의 각 단계가 각기 4지의 강화운동으로 된다.

1. 체중을 전체에 걸고 쉬고 있다.
2. 체중을 주로 팔굽으로 지탱한다.
3. 체중을 4지로 지탱한다.
4. 물개(해구)식이라고 하여 상체를 일으킨다.

---

25) 이것은 신장이 5자 2,3치의 사람의 경우이다.
26) 譯者 註: 원본에는 30돈중으로 표기

5. 발을 1자의 받침대에 올려놓고, 사지로 체중을 지탱한다. 이하 3분 간씩 계속한다.

6. 발을 2자의 받침대에 올려놓는다.

7. 발은 3자의 받침대나 사다리에 올려놓는다.

8은 4자, 9는 5자, 10은 6자의 사다리에 올려놓는다. 이 운동도 무리를 하지 말고 차례로 연습하여 1단계씩 나아가도록 한다.

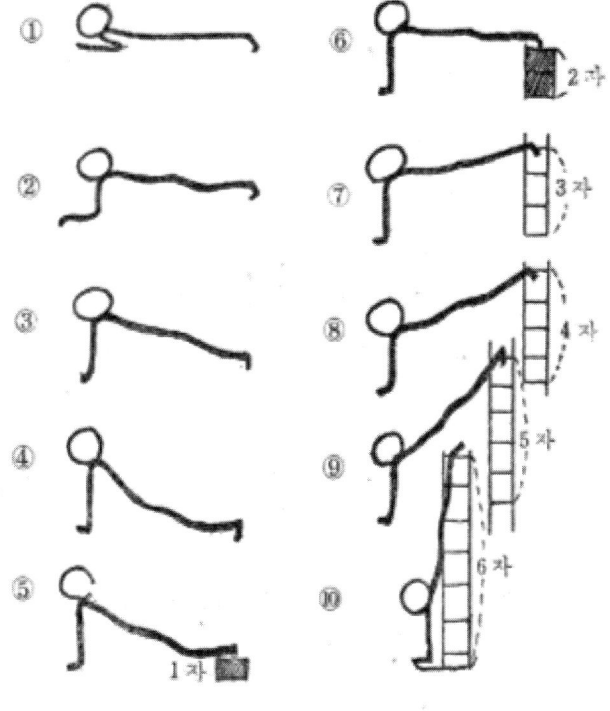

[물구나무 서기]

반드시 허리에 힘을 넣는 것을 잊어서는 안되며 충분히 연습하여 물구나무서기가 되면, 아침저녁 3분간 제 10회의 단계만 실행한다. 이것은 고질(固疾)을 고치고 개조할 수 있으며, 뇌빈혈, 뇌일혈, 폐렴, 폐괴저 등까지도 예방하고 또 대머리도 낫게 된다.

13. 모래사장 걷기

맨발로 모래사장을 걷는 일이며 사지보행법(砂地步行法)이라고 한다. 적당한 백사장이 없으면 어린이 등의 경우는 막 깍은 잔디밭을 이용하는 수도 있다. 또 실내의 복도에 샌드페이퍼(砂紙)를 적당한 크기로 끊어서 알맞은 간격으로 깔고 그 위를 걷게 해도 좋다.

이 방법은 발바닥의 신경을 자극하여 그 반사작용을 이용하는 것이며, 신장의 기능을 고무하여 수종(水腫)을 제거하는 일, 심장을 강화하는 일, 복근을 강화하는 일, 또 각기에도 좋다.

주의

1. 하기 전에 붕어, 모관 등의 발 운동을 할 것.
2. 하는 시각은 이른 아침이 좋지만 다른 시각에도 상관은 없다.
3. 처음에는 5분쯤부터 시작하여 점차 30분에 미치도록 한다.

14. 야뇨증의 구보요법(驅步療法)

야뇨증에 대해서는 우선 구충법(驅蟲法)에 의해 이것을 고칠 것을 시도하고 그것이 효과를 내지 못 할 때에 이 구보요법을 하는 것이다.

야뇨증에 대한 구보 요법

일수	1日	2	3	4	5	6	7	8	9	10	11	12	13	14	15	16	17	18
시각	9시	10	11	12	13	14	15	16	17	18	19	20	21	〃	〃	〃	〃	〃
구보	20분	〃	〃	〃	〃	〃	〃	〃	〃	〃	〃	〃	〃	〃	〃	〃	〃	〃
生水	1컵	〃	〃	〃	〃	〃	〃	〃	〃	〃	〃	〃	〃	〃	〃	〃	〃	〃

제 1일은 오전 9시 20분 구보를 하고 1컵의 생수를 마신다. 제 2일은 오전 10시에 20분 구보를 하고 1컵의 생수를 마신다. 그리고 차례로 1시간씩 늦춰 가면서 20분의

구보를 하고 1컵의 생수를 마시는 것이다.

그것이 오후 1시가 되면 생수를 1컵 반으로 늘린다. 이것이 오후 9시 될 때는 대개의 야뇨증은 낫는 것이다. 그래도 낫지 않을 때는 9시의 구보를 나을 때까지 계속한다.

15. 과일 당분, 알코올 연소 구보요법

서서 우선 양 손을 엄지손가락을 안쪽으로 주먹을 꽉 쥐고 전박(前膊)이 수평이 되도록 팔굽을 굽히고, 제 자리에서 구보를 하는데, 오른발이 땅에 닿는 동시에 오른손이 수평인 채로 상박(上膊)이 겨드랑이쪽에 멈춰질 정도로 앞으로 내밀고 왼발이 땅에 닿는 동시에 왼손이 수평인 채로 같은 모양으로 내미는 운동을 차례로 반복하는 것이다. 단 제자리에서 뛰고 앞으로 나가지 않도록 한다.

과잉 당분 알코올 연소 구보요법과 그 조치보급법

구보 시간 분 초	생수 음용량 (g)	식염 섭취량 (g)	감입 전즙으로 부터의 비타민C 보급량(g)
2분 30초	—	—	—
5분	100	0.5	30
7분 30초	200	1.0	40
10분	300	1.5	50
12분 30초	400	2.0	60
15분	500	2.5	70
17분 30초	600	3.0	80
20분	700	3.5	90
22분 30초	800	4.0	100
25분	900	4.5	110

아침저녁으로 하는 것인데, 2.5분부터 시작하여 점차로 시간을 서서히 연장하여 간다. 그리고 1일 25분에 이르도록 한다. 단 급히 시간을 연장하는 일이 없이 적어도 하루에 2분 반 이상은 잊지 말아야 한다.

이것은 음주가이며 비만형인 사람의 전신의 건강증진법의 일종이며, 이것으로 조직의 세포는 점차 새롭게 일신되어 간다. 다음에 구보 시간과 거기에 따르는 발한의 조치법으로서의 수분, 염분, 비타민C의 보급량을 표시하면 다음과 같이 된다.

주의

1. 뒤꿈치를 땅에 붙이고 할 것
2. 발한이 심할 때는 목욕을 하여 땀을 내고 그 뒤에 위의 표시에 따른 보급을 한다.
3. 두껍게 입고 뛰면, 체온이 상하 부동이 되어 다리가 당겨지는 수가 있으므로 엷게 입고 실행 할 것.
4. 상박을 십분 뒤로 펴 보아 견갑 관절의 앞면에 통증이 있는 사람은 그 통증을 토란고약이나 7승 은행껍질로 고치고 나서 한다. 발의 관절의 고장은 이것도 전체적으로 모관운동, 토란고약 또는 7승은행찜질로 고치고 나서 실행할 것.
5. 특히 임신을 바라는 사람은 이 운동을 할 때 새끼손가락에 십분 힘을 넣어 쥐고, 식염을 보급하는 동시에 비타민E가 많은 삼치나 보리밥같은 음식을 먹을 것.

16. 질병 회복기의 보행법

장기간 자리에 누워 있던 환자가, 자 이제 걷자하는 단계가 되면 무리를 하여 실패를 가져오는 일이 때때로 있는 것이다.

일단 열도 없어지고 식욕도 난 다음에 다음의 순서로 시작하도록 하지 않으면 안 된다.

1. 처음 1분간 서는 연습을 한다. 이 연습이 끝나면 적어도 40분간 이상 누워 쉰다.

2. 선 자세채로 상반신을 좌우로 비트는 연습을 1분간 한다. 단 하반신은 앞쪽을 향한 채 움직이지 않도록 할 것. 연습 후 40분간 이상 누워서 쉰다.
3. 직립의 자세에서 무릎을 굽혀 마름모꼴로 벌렸다 섰다 하면서 상체를 지탱하기를 1분간, 이것이 끝나면 40분간 이상 누워서 쉬는 일은 앞의 경우와 같다.
4. 3의 자세로 상체를 좌우로 서서히 회전시키기를 1분간, 역시 끝나면 40분간 이상 쉰다.
5. 뒤꿈치를 들지 말고 바닥에 붙인 채 웅크리는 연습을 30초나 1분간을 한다.

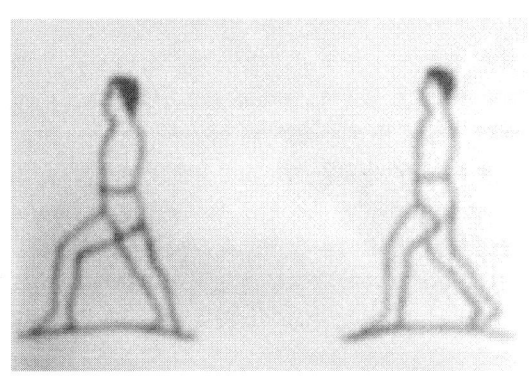

걷는 자세 좋은 것(좌)   좋지 않은 것(우)

이상의 연습을 하고 어딘가에 아픈 곳이 있으면 거기에 고장이 있을 것이라고 알아차려야 한다. 이것은 보행에 옮기기 전의 준비 운동이므로 충분히 연습해 둔다.
다음은 본식(本式)의 회복기의 보행법으로 이것도 1보법, 3보법, 5보법, 9보법, 11보법 하는 단계가 있다.

1보법 왼쪽 발을 1자(尺) 이상 한 걸음 내고 다음에 오른 발을 왼발에 갖다 붙인다. 다음에 그대로의 위치로 왼발을 1보 뒤로 당긴다. 다음에 오른발을 당겨서 왼발에 붙인다. 이것으로 비틀거릴 정도면 3보법으로 나가지 않는다.

3보법 왼발로 약 1자 이상 한 걸음 나가고 오른발을 거기에 갖다 붙이고 또 왼발을 1보 내고 거기에 오른 발을 갖다 붙이고, 다시 왼발을 1보 거기에 오른발을 갖다 붙인다. 다음에 그대로의 위치에서 왼발을 1보 당기고 오른발을 거기에 갖다 붙이고 또 왼발을 당기고 오른발을 갖다 붙이고 또 왼발을 당기고 오른 발을 갖다 붙인다. 5보법 7보법 이하 11보법까지 같은 순서로 실행하는 것이다. 이 연습을 충분히 하고 실내를 걸을 것.

단 이 연습도 하루에 몇 번에 반복하는 것 같은 무리는 금물이다. 환자의 회복상태와 충분히 대조하면서 연습하도록 한다. 다음에 보통 때의 보행법은 발끝으로 쪼박쪼박 걷지 말고 뒤꿈치를 십분 대지에 붙여서 하지 뒷면의 장미정맥에 펌프작용을 주면서 걷도록 한다. 말하자면 뒤꿈치로 땅을 차는 것처럼 하면서 걷는 것이다.

17. 사지의 마자운동(馬字運動)

그림과 같은 모관 운동의 체위로 양 손과 양 발로 공중에 「마(馬)」를 쓰는 운동이다. 운필의 순서는 옆으로 건너 긋는 3개를 먼저 긋고 다음에 가장자리 획을 긋고 이어서 네 점 ....(蓮火)를 찍고 마지막에 중앙의 내려 긋는 획을 긋는다. 이 경우 오른손과 발은 보통의 『馬』자를 쓰는 것이 되지만, 왼쪽 손과 발은 『馬』자를 뒤집어쓰는 것이 된다. 이 『馬』자를 3번 쓰기를 아침저녁으로 하는 것이다. 이것으로 조금 다친 발이나 손의 고장은 거의 나아 버린다.

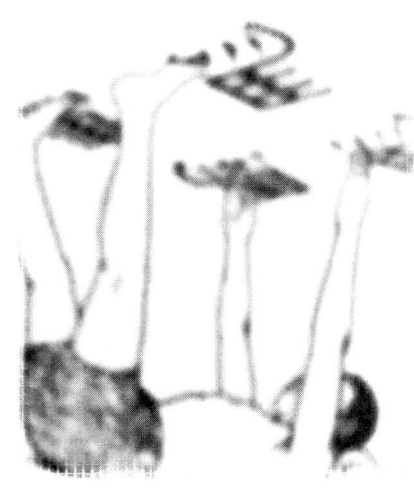

마자운동(馬字運動)

PART 2.
발은 건강의 기본

「발의 손상은 13 종류의 질병을 유발하며, 척수에 고장을 일으킨다.」-독일의 모음
「발에 근소한 장해가 일어났더라도 그것을 등한시 하면 바로 무거운 병이 유발된다.」-미국의 쇼올

1. 발은 인간의 기초

발은 인간에게서 보행 기관인 동시에 기초이기도 하다. 인간은 진화의 도중에 직립하게 되었는데 이 때문에 한편으로는 머리가 늘 심장보다 위쪽으로 올라갔기 때문에 머리에 울혈(鬱血)되는 일이 없어져서 두뇌가 현저히 발달하게 된 것인데 이것을 이해하는 데는 다음의 간단한 실험을 해 보기 바란다.

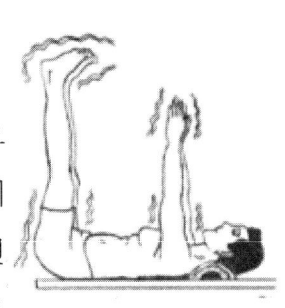

[모관 운동]

그것은 한쪽 손은 심장보다 높은 위치로 들고 미진동 즉, **모관운동**을 하고 다른 쪽의 손은 심장보다 낮은 위치에서 흔든다. 이렇게 3~5분 정도 하고 양손을 더운물 주전자에 대어 본다. 그렇게 하면 손에 느껴지는 주전자의 감각이 좌우가 아주 다르다. 즉, 위로 올렸던 손은 민감하고 아래로 내렸던 손은 둔하다.

결국 머리가 심장보다 아래에 내렸던 쪽의 손은 둔하다. 결국 **머리가 심장보다 아래에 내려가 있으면 둔해지고 위에 올라가 있으면 민감해져, 이것은 직립하는 것이 두뇌가 발달하는 까닭**이 되는 것이다.

다음에 손과 뇌는 대단히 밀접한 관계에 있다.

손끝이 잘 움직이는 사람은 머리가 좋다. 그런데 인간은 직립으로 진화했기 때문에 손이 보행 기관으로서의 역할에서 벗어나서, 이것이 여러 가지로 고등 작업에 사용되게 되어 이 때문에 두뇌는 더욱 발달하여 드디어 인간은 만물의 영장이라는 지위를 차지하게 된 것이다.

이것은 인간이 직립했기 때문에 얻어진 이점이지만 또한 이 때문에 발에 고장이 생기는 등의 결함도 생기게 되었다.

2. 발에 걸리는 힘의 증가

이것은 지금까지 네 개의 발에 걸렸던 체중이 두 개의 발에 걸리게 되기 때문이다. 즉 발에 오는 무게가 두 배로 된 것이다. 또 서게 되었기 때문에 신체의 중심이 높아져 불안정하게 되어 발끝에 걸리는 힘이 아주 커지고 되었다.

직립자세에 있어서의 신체의 중심은 일반적으로 제 2선골(仙骨)의 수평선상에 있으며 바닥에서부터의 높이는 신장의 약 56.8% 되는 곳이다. 중심에서 내려오는 수직선은 정상 자세에 있어서는 뒤꿈치관절의 앞쪽 3cm~4cm에서 바닥에 닿는다. 그런데 인간은 언제나 정상 자세만으로 있을 리는 없고 여러 가지 자세를 취하게 되며 도리어 정상 자세로 있는 때가 적은 것이다.

그렇게 되면 그 자세의 변화에 따라 중심의 위치도 변하므로 그 변화에 의해 생기는 불평형력은 신체의 중심이 높기 때문에 그 역율(力率)도 대단히 크다.

이 큰 역율에 대응하여 신체의 평균을 유지하는 데는 급한 대로 발바닥앞(蹠先) 부위에 걸리는 힘에 의하지 않으면 안 된다.

그리고 인간은 뒤로 잦혀지는 경우보다도 앞으로 숙여지는 경우의 편이 많으므로 발바닥 앞 부위에 걸리는 힘은 수직으로 서는 때보다 커지는 경우가 많다. 이 발바닥 앞에 걸리는 힘은 결국 주로 비장근(腓腸筋[27]))의 수축력에 의하는 것이다. 이것이 인간의 비장근이 다른 동물의 그것에 비해 두드러지게 발달하고 있는 이유이다.

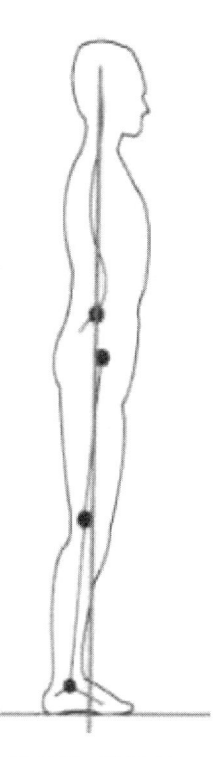

중심과 중력선
(중력선과 허리관절, 무릎관절, 발꿈치관절과 관계)

[27) 비장근(腓腸筋) : 장딴지의 근육. 넓적다리뼈의 아래 끝에서부터 아킬레스건에 연결되어 있으며, 다리를 펴는 일과 발끝 운동을 담당한다.

그리고 비장근은 늘 수축을 강제 당하므로 그 때문에 피로해 진다.

더구나 비장근 부위에 분포되고 있는 대소의 장미정맥은 근수축에 의해 이완되어 울혈이 되기 쉽다. 이 정맥에 긴장을 주어서 그 울혈을 제거하는 일이 되니까, 중요한 건강법의 하나이다. 나아가서는 그것은 다리 뒤쪽의 모든 근육을 펴는 운동이 되며 다리가 잘 펴지는 사람은 건강이 좋은 사람이라는 이치가 된다.

3. 발에 걸리는 힘의 계산

지금 체중 60kg, 신장 162cm의 남자를 예로 들면, 이 사람의 중심은 바닥으로부터 56.8% 즉, 92cm이므로 이것이 정상 자세에 있어서의 복사뼈에 걸리는 역율(力率)은, 중심선이 복사뼈의 앞 3.5cm에 내려오는 것으로 하면 $60 \times 3.5 = 210 K.cm$로 되고 이에 평형이 되는 발바닥의 힘(蹠力)이 P의 역율은 그 작용점 b를 복사뼈의 중심으로부터 11cm라고 하면, $P \times 11 = 210 \quad P = \frac{210}{11} = 19.1K$ 로 된다.

이것은 다만 중심의 평형만의 힘이므로 여기에 체중의 발바닥면(蹠面)에 대하는 분포력을 넣지 않으면 안 된다. 이 힘을 구하기 위해 다음 그림에 있어서, b를 복사뼈, A를 발바닥앞, C를 뒤꿈치, G를 중심으로 하면, G로부터의 중력선은 복사뼈의 중심 b의 앞쪽 3~4cm(평균 3.5cm)로 내려오므로 발바닥에 닿은 점을 D라고 하면, 지금의 예에서 AD는 11cm, DC를 6cm로 하면 발바닥 앞에 걸리는 힘 Q, 뒤꿈치에 걸리는 힘 R은 다음과 같이 계산할 수가 있다.

$$\left. \begin{array}{l} Qs = Rt \\ Q + R = W \end{array} \right\} \quad \cdots\cdots(1)$$

이 방정식을 풀어서

$$R = W \atop Q = W - R \Bigg\} \quad \cdots\cdots(2)$$

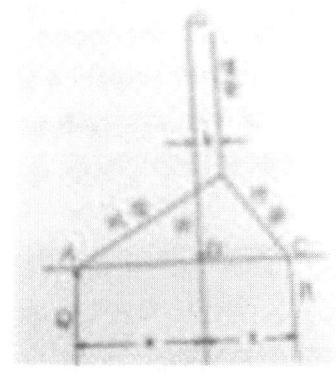

발에 걸리는 힘의 계산

로 된다. 여기에 전기의 수치를 대입하면

Q= W-R =21.2 K/ R = 60 × $\frac{11}{17}$ = 38.8K

로 된다. 이 힘은 다만 체중 만에 의해 생기는 힘을 넣지 않으면 안 된다. 결국 정역학적(靜力學的)으로 생각하면 체중만이 힘으로 지장 없는 것이지만 이것을 동력학적으로 생각하면 이 불평형에 대항하는 힘이 필요하게 되어 오는 것이다. 그리하면 발끝의 바닥면에 걸리는 힘은 일시적으로는 19.1 + 21.2 = 40.3K 또는 그 이상으로도 되는 것이다.

이 큰 힘은 보행한다고 할 때에는 다시 더 큰 힘으로 되는 것이다.

4. 발에 걸리는 힘의 분석

다음 그 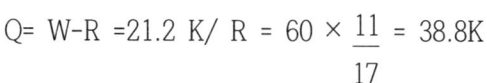 체중은 경골 HB를 통해 B점에 걸리고, 이것이 척골(蹠骨)과 은골(踝骨)을 통해 발가락과 뒤꿈치 부위에 전달되는 것인데, 이 힘은 AC선상에서는 장력으로 작용한다. 이 힘은 26개의 뼈를 결합하는 근육과 인대로서 지탱되지 않으면 안 된다.

이 근육 조직이 박약해서 이 힘에 충분히 견디기 어려운 때는 바닥이나 발등에 동통

증상을 일으키고 드디어는 족궁의 함락수하(陷落垂下)를 가져 온다. 이것이 심해지면 편평족이 되는 것이다. 발바닥이 화끈거리는 것은 이미 이 경향을 보이는 것이라고 말할 수 있다. 이런 경우에는 테를 댄 모관운동을 하고, 또는 각탕이나 발목의 교호욕을 하여, 발부위의 혈액 순환을 왕성하게 하여서 이 부위의 골격 및 근육을 강화할 필요가 있다.

지금 이 발바닥에 어느 정도의 힘이 걸리는가를 계산하여 보기로 한다.

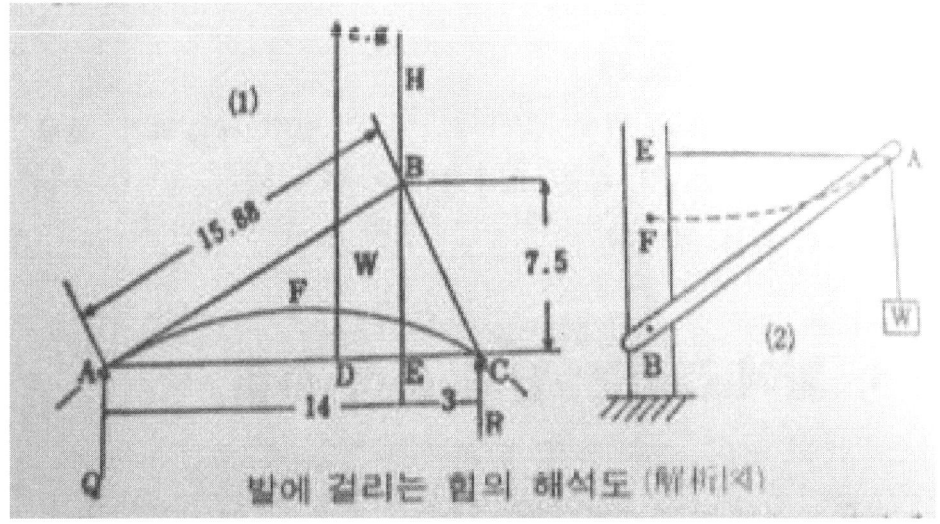

발에 걸리는 힘의 해석도

경골의 수선(垂線)이 발바닥까지 내린 점을 E로 한다. 그리고 이 점으로 발바닥의 힘을 받는 중심까지를 14cm, 뒤꿈치의 중심까지를 3cm로 한다. 이 사람의 체중을 60kg이라고 하면, 뒤꿈치와 발바닥으로 갈라져서 마루바닥에 걸리는데, 발바닥에 걸리는 힘은 앞의 계산에 의해 체중 직접의 힘 21.2.kg, 신체의 중심이 복사뼈의 중심에서 앞쪽으로 나와 있기 때문에 생기는 평형력 19.1kg의 합계 40.3.kg이다.

이것을 이 계산에 있어서 Q라고 한다. 복사뼈의 높이를 바닥면으로부터 7.5cm로 하면 복사뼈의 중심으로부터 발바닥까지의 거리 AB는 15.88cm, 뒤꿈치의 바닥면의 중심까지의 거리 BC는 8.67cm로 된다.

그렇게 하면 주지(周知)의 가구응력(架構應力)의 계산에 의하여,

AB선에 따라 작용하는 장력 = Q × $\dfrac{AB}{BE}$ = 40.3 × $\dfrac{14}{7.5}$ = 75.2kg

AB선에 따라 작용하는 압축력 = Q × $\dfrac{AB}{BE}$ = 40.3 × $\dfrac{15.88}{7.5}$ = 85.3kg

즉 발바닥이 당기는 힘은 75.2kg, 발의 뼈에 걸리는 압축력은 85.3kg이라는 큰 힘이 되는 것이다. 그러나 실제는 이 발바닥의 장력은 AE라는 바닥면의 선상에 작용하는 것은 아니고, 족궁의 원호(圓弧) AFC에 따라서 작용하는 것이다. 이것을 실험하는 데는 다음의 방법으로 한다. 윗 그림 (2)에 있어서 DE라는 기둥을 세우고 여기에 AB인 막대기의 A점에 못을 하나 박고 B점에는 송곳으로 구멍을 뚫은 것을, 그림과 같이 BE라는 기둥에 못을 쳐서 붙인다. 단, 이 막대기는 가벼워서 B점에서 회전이 되지 않으면 안 된다.

E점에 못을 하나 박고 AE를 실로 연결한다. 그리고 A점에 W라는 추를 단다. 그러면 AE에는 장력이 걸리고 AB에는 압축력이 걸린다. AE가 발바닥에 상당하고 AB가 발등에 해당된다. 결국 발을 상하로 거꾸로 한 것이 된다.

다음에 AE인 실 대신에 적당한 강철선을 굽혀서 AF처럼 붙인다. 이것이 발바닥의 근육에 상당한다. 그리고 W인 추의 힘은 이 철사를 펴는 방향으로 작용하고 있는 것을 알 수 있다. 결국 발바닥의 근육이 약하든가 AB인 골격이 약하면 편평족이 되는 경향이 생긴다.

발에는 이와 같은 강대하고 복잡한 힘이 작용하므로 만약에 발이 취약하여 근육의 힘이 약할 때는 이 힘에 못 견디어 처음에는 발등에 동통을 느끼든가 또 발바닥에 동통을 느낀다. 사람에 따라서는 발바닥이 화끈거리는 경우가 있는데 이것은 우선 그 근육의 힘이 약화된 징후이다.

그런 사람은 지체 없이 니시의학 보건요양 6대 법칙의 모관 운동을 하지 않으면 안 된다. 그리고 이러한 때에는 아무래도 테를 이용하여 발꿈치의 관절을 움직이지 않도록 해야 한다.

5. 발의 고장

그것은 어떻든 우리들이 일상생활은 결국에는 발바닥 부위에 여러 가지 힘이 걸리게 되고 이것이 그 사람의 직업, 환경, 생활 기타에 의해 습성적 자세를 만들어 습관성을 띠게 된다. 이것이 여러 해에 걸치면 그 때문에 발바닥 부위에 고장이 생기게 된다. 이 고장은 발바닥뼈(蹠骨)와 제 1발가락뼈(趾骨)의 사이쯤에 염증의 모양으로 생기는 것이다.

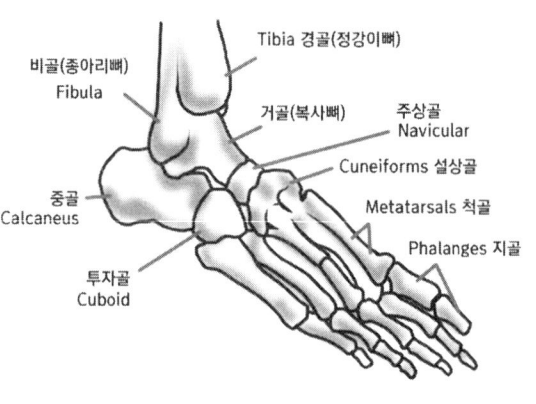

발의 뼈

여러분이 발끝의 척골과 지골 사이를 위아래로 돌려 보아 조금이라도 통증을 느끼면 그 부분은 다소라도 염증을 일으키고 있는 것이다. 그리고 어느 부분에 염증이 일어나는가

그림 ; 들소와 낙타의 중력

하는 것은 하나같이 그 사람의 선천적 체격구조, 자세, 환경 및 습관 등에 의하는 것이다. 목이 앞으로 나와 있는 관계로 중심이 앞발 가까이에 있다. 미국인 디아트레 모르톤은 발의 연구에 있어서 유명하지만, 그의 이론에 의하면 발바닥 부위에 염증을 일으키는 것은 제 1척골이 선천적으로 짧은 사람이라고 말하고 있다.

그러나 자세히 연구해 보면 척부(蹠部)의 염증은 다만 제 1척골과 제 2척골관의 사이에만 생기는 것은 아니고, 기타의 척골 부위에도 일어나고 있다. 다만 일반적으로 말해서 제 1척골과 제 2척골에 많다는 것뿐이다.

6. 네발 동물의 발

인간은 두발로 서게 되었기 때문에 발에 고장을 일으키게 되었다는 것은 이상의 설명으로 대략 이해했으리라고 생각되지만 그러면 네발 동물은 어떠한지 생각해 본다. 들소나 낙타 같은 동물도 그 중심은 목이 앞으로 나가 있는 관계로 앞다리에 가깝게 위치하고 있다. 그러나 캥거루나 뇌룡같은 선사적(先史的) 동물은 중심이 현저하게 후퇴하여 뒷다리 가까이에 있으며 뒷다리는 앞다리보다 대단히 크고 튼튼하게 되어 있어서 신체의 앞부분를 들어 올려 뒷다리만으로 서는 일도 쉬운 일인데, 이때의 안정을 유지하기 위해 꼬리가 비대하여져서 꼬리와 뒷다리와의 2점으로 그 들어 올리는 자세를 안정하게 유지할 수가 있는 것이다. 캥거루가 뒷다리와 꼬리로 전신을 안정하게 지보(支保) 하고 있는 모습은 흔히 보는 바이다.

이들의 네발동물은 그 체중을 사지에 분산하고 또 그 중심이 현저하게 낮으므로 그 자세가 극히 안정되어 있고, 발의 고장을 일으킨다는 일은 정상적인 경우에는 거의 없을 것이다.

다음 그림은 발의 체중이 사지로 분포되는 상황의 역학적 해석도이다.

그림에서 C는 중심이므로 발의 체중은 모두 여기에 집중되고 있다고 볼 수 있다. 살아 있는 말은 골격이나 근육에 있어서 그 힘의 전달 방법은 복잡하지만 이것이 네발로 가만히 서 있을 때를 생각하면 목마처럼 생각할 수가 있다. 그렇게 되면 발이 땅에 닿는 점 A 및 B를 지나는 다리의 중심선과 중심을 지나는 수직선은 D의 한 점에 집중되지 않으면 안 된다.

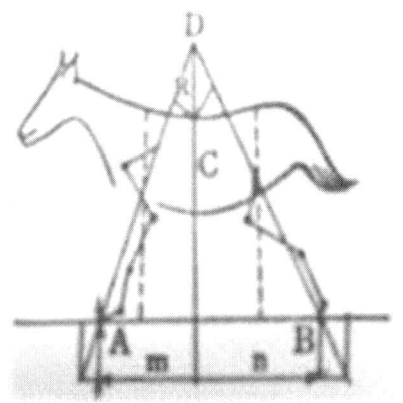

말의 체중이 사지에 분포되는 그림

그렇게 되면 C인 중심은 D에 올라갔다고도 생각할 수 있지만, 그렇다고 해도 그 지보점은 A 및 B에 있는 2개씩의 발이므로, 중심이 말의 자세에 따라서 움직이는 범위는 극히 제한되어, 그 균형을 깨뜨리는 일은 쉬운 일이 아니다. 따라서 발에 걸리는 이 균형의 변화에 응하는 역률은 극히 작은 것이다.

그리고 또 말의 체중은 그 중심의 위치에 따라 차는 있지만 대충 평등하게 분산되어 있으므로 발이 부담하는 무게는 작고 따라서 발의 고장을 일으키는 일은 특별한 경우를 빼고는 일단 없는 것이다.

7. 좌우 어느 쪽에 고장이 생기는가?

인간은 대체로 보행 중에 좌우 번갈아 체중을 발에 걸고 있다. 그리고 정지하고 있는 때에도 양쪽에 동시에 체중을 걸고 있는 일은 드물다. 즉 휴식의 자세에서는 어느 쪽인가 한쪽에 체중이 걸려 있다. 그러므로 발의 고장은 같은 모양으로 좌우의 발에 동시에 오는 일은 없다.

체질 또는 습관에 의해 어떤 사람은 오른쪽 발끝에 고장을 일으키고 어떤 사람은 왼쪽에 고장을 일으킨다. 그 사람의 습관에 따라 **늘 오른쪽으로 도는 사람은 그 바깥쪽인 왼쪽 발에 고장이 생기고 왼쪽으로 도는 사람은 오른쪽 발에 고장이 나타난다.**

예를 들면 오른쪽 발끝에 먼저 고장이 생기면, 다음에 이를 감싸기 위해 왼쪽 복사뼈가 크게 힘을 받고, 여기에 염증이 생기는 것이다. 왼쪽의 복사뼈에 고장이 생기면 다음에 이것이 오른쪽 무릎 관절에 반사 된다.

다음에는 왼쪽 배의 S자상 결장부 또는 왼쪽의 고관절에 반사가 가고 다음에 오른쪽 간장부와 왼쪽 아랫가슴 부위를 지나서 오른쪽 윗가슴, 다음에 왼쪽 어깨에 반사되고, 그 다음에는 오른쪽 인후부, 끝내는 왼쪽의 머리에서 반사가 끝나는 것이다.

8. 발의 고장은 신장, 심장 및 혈관에 장해를 일으킨다

발의 고장으로부터 심장, 심장 및 혈관에 장해를 일으킨다는 것을 나는 전에 발간한 『발은 건강의 기본이다』라는 책자에서 말한바 있는데 그 속에 중증질환의 지표로서의 발이라는 표제 하에 다음과 같이 쓰고 있다.

발은 약간의 중증 질환을 진단하는데 있어서 대단히 중요한 지표가 되는 수가 많다.

「다음에 지적하는 사실은 발과 일반 건강과의 관련을 잘 가리키는 것이라고 말 할 수 있을 것이다. 복사뼈관절 및 척골 밑이 부어 있는 사람에게 대해 조사해 본즉, 다음과 같은 국소적인 원인의 경우도 있다. 즉, 너무 **빡빡한** 양말(2겹으로 신는 것도 좋지 않다)을 신는다든가, 너무 작은 구두를 신든가, 코가 너무 조여진 나막신을 사용하는 것이 그 원인인 일도 적지 않다.」

그와 동시에 다른 편에 있어서는 전혀 다른 원인에 의하는 수도 많은 것이다. 환자의 발의 어느 곳인가를 손가락으로 눌러보면, 반드시 퍼석퍼석한 느낌이 있다든가, 동통이 있다든가 그 중에는 누른 자리가 들어갔다가 손가락을 떼면 다시 나오는 것과 같은 것도 있다. 이런 것은 발이 부어있는 증거이지만 어느 것이든 발의 고장은 주로 다음의 3가지의 질병을 일으키는 것이라고 할 수 있다.

(A) 심장 질환

(B) 신장 질환

(C) 혈관성 질환

「**사람의 사망원인이 반드시 심장, 신장 및 혈관에 관계가 있다**는 것은 미국의사 누츠엄(Nhzum)박사 저술 『**사람의 수명, 그것은 심장, 신장 및 혈관에 의해 지배 된다**[28]』에서 명백하게 나타나 있다.

발의 고장이 있을 때는 먼저 제 1로 심장이 침범된다고 한다. 반대로 심장이 나빠져서 발에 질환을 일으키는 경우도 있을 것이다. 만약 발의 고장이 심장 질환에 의하는 것

---

28) Nhzum, The span of Life, as influenced by the Heart, Kidneys, and Bloodveassels, 1947)

이라면 심장의 기능이 만족하게 작용하지 않다는 것을 말하는 것이다.

이렇게 말하는 것은 심장은 조직에서 돌아오는 혈액이 충분한 한, 정상적인 기능을 수행하여 체내에 모든 조직에 혈액을 공급할 수 있는 것이지만 심장에 고장이 일어나면 약간의 혈액은 역류하게 되고 조직 중에 스며가서 부기(腫脹)을 일으키게 되는 것이다.」

「신장에 관해서도 같은 말을 바꿔 할 수 있다. 신장은 여과기로서 작동하는 것이며 일정량의 물을 체내에 받아들여서 필요치 않은 것을 배설하는 것이 그 직능이다. 만약 신장이 질병에 걸리면 물(溶性毒物)의 배설을 충분히 할 수 없게 되어 체내에는 여분의 수분(溶性毒物)이 침체하게 된다.

이런 여분의 수분은 첫째로 환자가 걷고 서는데, 둘째로는 중력의 작용에 의하여 발 및 복사뼈로 침입하여 오는 것이다. 양자의 관계로 보아 **혈액성 질환은 체내에 있어서의 체액 및 혈액의 과부족**에 의하여 일어나는 것이다.

전술한 바와 같은 증상을 생기게 하는 것이다. 이런 경우에는 양쪽 발 모두가 침범되는 것이 상례이다. 그러나 한쪽의 복사뼈관절이 침범된 경우(소오렐씨병)에는 다른 쪽의 발은 척골 밑쪽이 침범되는 것(모르톤씨병)이 보통이다.

발을 손가락으로 눌러도 별로 들어가지 않는데도 불구하고 발 및 복사뼈에 앞의 것과 같은 부기를 일으키기도 하는데 이것은 신체 일반의 장해에 의한 것으로서 대개는 내분비선의 불균형에 의하는 수가 많다. 이의 전형적인 징후로서는 크게 굵어진 복사뼈, 피부가 찬 것, 장딴지의 근이 파란 빛을 띠게 된 것 등을 들 수 있다.」

「예컨대 갑상선의 분비과다는 그랩스씨병 즉 안구(眼球)돌출성 갑상선종을 일으키고 또 그 분비 과소는 때로는 점막수종(粘膜水腫)의 원인으로 되는 것이며, 후자의 질환은 중년기부터 서서히 진전하여 가는 것이 상례이다.」

「지단(肢端)비대증은 손발 및 얼굴을 점점 비대하게 하는 질환인데, 그 원인은 뇌의 속 표면에 있는 뇌하수체의 분비과다에 있다.」

「**발바닥에는 특수한 형의 종양(腫瘍)이 나타나는 수가 있다. 이것은 발과는 관계가 없는**

「**다른 중요 질환의 증상**이며 이것을 만져 보면 굳고 구리 빛을 나타내며, 마치 햄의 날 것과 비슷하며 매독의 유일의 징후가 이것이다.」

「손톱도 또 흔히 질환의 지표로 되는 수가 있다. 우리들은 손톱을 보고 과거의 병력을 엿 볼 수 있을 것이다. 가장 보통으로 나타나는 손톱의 변화로는 가로로 된 주름이나 홈이 있다. 이것은 기생충, 열병, 수술, 와병, 신경충격, 배멀미 등의 뒤에 나타나며, 질병 중에 있어서의 손톱의 성장이 부실했다는 것을 나타내며, 이렇게 된 홈은 이것을 출현시킨 질환 옥은 다른 사고의 발생일을 알 수 있는 측면으로 보아 의학적으로도 또 법률적으로도 매우 중요한 중요성을 갖는다.」

「손톱의 형상은 말할 것도 없이 잘 나타나지만, 발톱에 대해서도 그 형상 여하에 따라 질환의 유무가 확인 된다. 특히 **발톱이 개암나무 열매모양으로 이상을 나타내고 있는 경우에는 선천성 심장 질환이든가 혹은 특수 폐질환, 예를 들면 폐농양의 실증**으로 보아 틀림없다. 이렇게 말하는 것은 이런 질환의 유일한 징후가 개암나무 열매 모양을 한 발톱이라는 경우가 적지 않기 때문이다.」

「정상적인 발가락에 있어서는 관절의 끝 쪽이 약간 두텁게 되어 있다. 때로는 이 두텁게 된 곳이 덩어리 같은 외관을 보이며 동통이 따르는 수가 있다. 이것은 **골성관절염**이 전신으로 진전하는 경향이 있는 것을 나타내는 것이며, 이것이 보이면 곧 적당한 조치를 하지 않으면 안 된다.」

「발에 생기는 혹으로 하나 또 다른 형의 것이 있다. 대개 엄지발가락관절에 나타나는 백아질(白亞質) 물질의 퇴적으로 통풍에 걸린 피부를 통해 궤양으로 변하는 일이 많고 때로는 골프공 정도의 크기에 달하는 수도 있다. 이 혹(腫瘤)은 엄지발가락관절 점액낭염에 따르는 못의 형과는 쉽게 식별할 수 있을 것이다.」

「동맥 혈액의 공급 부전으로 인한 질환 중에서 그 증상이 발에 나타나는 것이 있다. 원래 혈액은 동맥을 통해 조직에 공급되는 것이며, 동맥의 구경(口徑)은 조직의 모세관이 생리적 기능을 할 때 혹은 수축 혹은 확대하여 조직의 필요한 바에 따라서 다량 또는 소량의 혈액을 공급하는 것이다. 따라서 발을 온탕 속에 담그면 동맥관은 확대

되고 모세혈관도 또 확장하여 다량의 혈액이 흘러 들어가는 결과, 발은 묽게 된다. 반대로 발을 찬물에 담그면 동맥관은 바로 수축하고 모세혈관도 또 수축하여 동맥관의 혈액은 약간 남겨져 있기는 하나, 모세혈관은 그의 가스교환을 일시적으로 정지하게 되니까 발은 차고 흰색을 나타나게 되는 것이다.」

「동맥에 영향을 주어 혈액의 공급을 차단하는 질병의 하나로 레이노씨병이 있다. 이 질병의 한 원인은 한랭이지만 주요한 원인으로는 신경계통의 감응과민증(感應過敏症)을 지적하지 않으면 안 된다. 이 경우 동맥은 현저하게 수축하여 혈액의 공급을 오랫동안 차단하는 결과, 조직은 죽어서 괴저(壞疽) 혹은 궤양을 일으키는 것이다. 레이노씨병이 궤양 혹은 괴저로 진전하면 늘 발가락 말단을 침범하게 되어 발가락 끝 혹은 발톱 밑에 궤양 혹은 괴저의 반문(斑紋)이 나타나고 드디어는 죽은 발톱이 탈락하는 일까지도 있다. 이런 경우에는 니시의학 보건요양의 4번째 모관운동에 주력을 쏟아야 하며, 그렇지 않으면 즉시 니시의학에 정통한 의사의 진단을 받아 적당한 조치를 강구해야 한다.」

「발가락의 괴저는 다른 원인인 **전색(栓塞)**에 의하여 일어나는 일도 있다. 전색이란 체내에 침입한 이물에 의해 동맥혈관이 막히는 것이며, 만약 심장으로 부터 오는 응혈(凝血) 덩어리가 발의 작은 동맥혈관 중에 정체되어 혈액의 흐름을 저해하면 혈괴(血塊) 전색을 일으키며, 그 결과는 치명적이 되는 일이 적지 않다.

위의 경우의 것은 건성(乾性) 괴저로 환부는 처음에 흰색으로 되었다가 이어서 점점 검정색으로 변하고(철분이 있기 때문), 나중에 지방이 나와서 유상(油狀)으로 된다. 이 경우에는 신경 전도가 차단되기 때문에 감각은 일찍부터 상실되어 있다.

또 습성 괴저가 되는 수도 적지 않다. 이것은 질병의 진행이 신속하여 체액이 마를 틈이 없기 때문이며, 이 경우에 있어서도 환부의 빛깔은 건성 괴저의 것과 비슷한데, 다만 환부는 체액으로 부풀어 올라 물집이 생기고 신속하게 부패하여 대체로 치명적 결과로 끝나는 것이 상례이다.」 발에 나타나는 궤양의 원인으로는 다음의 것을 든다.

(1) 당뇨병

(2) 신경실조 혹은 척수로(脊髓撈)

시초의 당뇨병은 신진대사 즉 연료 소비력이 침범되는 질병이며 이것은 아시도시스의 경우이다. 체내에 있어서 어떤 샘(線)의 기능 부전으로 당분이 적절하게 소비되지 않으면 당분은 신장으로부터 분비되어 혈액중의 당분이 현저하게 증가하는 결과 혈관이 손상된다.

그 처음의 징후로서 나타나는 것은 발의 궤양이며, 이것은 눈으로 보이지 않는 것과 보이는 것이 있는데 이것은 국소적으로 조직해도 낫지 않고 그런데다가 동통도 없으므로 만약에 피부병에 관련하여 이런 궤양이 나타난 것 같은 경우에는 되도록 속히 니시의학에 정통한 의사에게 진단을 받아 보아야 한다.

「**운동신경실조라는 것은 신경의 질병이며 매독균이 들어가 신경 섬유로부터의 척수에의 전달이 안되므로 발과 척수와의 신경적 관련이 차단**되어버리는 것이다. 권위 있는 모든 학자의 설에 의하면, 어느 부분인가의 신경 공급로가 차단되면 대개 그 결과로 **궤양**이 생기는 것이 상례이다.

운동신경실조에 걸린 발에 궤양이 생기는 것은 생각건대 니시의학을 모르는 사람이 맨발로 작은 돌 같은 것에서 자충(刺衝)을 받은 결과이거나, 혹은 구두의 못에 스쳐서 찰과상을 입었기 때문일 것이다. 그러나 이 경우 신경감응이 없으므로 아무런 통증도 못 느끼고 그대로 방치하는 일이 있었을 법한데 그러한 경우 궤양은 조직 중으로 깊이 뚫고 들어갈 것이다. 이와 같은 궤양을 **천공성 궤양**이라고 부르며 엄지발가락의 바닥에 나타나는 것을 예로 한다.」

「처음에 이것을 알게 된 경우에는 실제의 궤양은 그 위를 덮은 새로 자란 피부로 가려져 있지만, 이것을 도려내고 보면 궤양이 나타날 것이다. 또 궤양의 핵심으로부터 깊은 밑바닥 조직으로 뚫린 구멍이 발견되는 수도 있고 때로는 궤양이 발전체를 뚫고 진물러져 있는 수도 있다. 이런 때에는 종래의 의학으로서는 발을 절단하여버리는 수밖에 없는 것이지만, 니시의학에서는 용케도 이것을 구제하고 있는 것이다.」

「운동신경실조에 대해서는 신중한 조치를 필요로 한다. 그래야 한다는 것은 이것은 진전이 느린 질병이긴 하지만 종래의 의학으로서는 흔히 치명적인 결과로 끝나는 것을 상례로 하기 때문이다. 그러나 평소에 니시의학에 정진하게 된다면 결코 이런 병에 걸릴 염려는 없다.」

「하지의 증상에 나타내는 질병으로는 위에 든 것 이외에 아직 두 가지가 있다. 이것은 극히 드문 질병이며 첫째의 것은 ①**폐쇄소멸성맥관염**(閉鎖消滅性脈管炎) 즉 응혈이 피의 흐름을 막으므로 일어나는 혈관의 폐색이다. 그 초기의 징후는 다리의 장딴지에 느껴지는 간헐성 동통이다. 그리고 그 뒤에는 괴저로 되는 일도 적지 않다. 이렇게 된 경우 종래의 의사는 발을 절단할 수밖에 없다고 선고한다.

또 이 경우 두 다리는 맥박이 없는 것을 빼고는 정상과 다름없어 보이는 것이다.

이 질병의 대부분은 담배를 많이 피우는 유대인의 성인에게만 생긴다고 할 정도로 담배를 대단히 즐기면서 별로 활동하기를 좋아하지 않는 자에게 많은 것이다.」

「둘째의 질환으로서는 ②**골체취약증**(骨體脆弱症)이 있다.

이것은 심장 및 심장 질환의 경우에 보는 바와 같이 발이 붓는 것이다. 즉 부기가 있는 곳을 누르면 들어가는데 놓으면 도로 처음대로 나온다. 원래 정맥은 일정의 탄성을 갖추고 있는데 정맥류가 생기면 정맥 내에 있는 관의 기능이 부전(不全)하게 되어 정맥의 탄성은 없어지는 것이다.

다시 자세히 말하면, 관의 기능이 부전하게 되면 하나의 국소로부터 다른 국소로 피가 역류하게 되는 것이다. 또 정맥은 어느 국소에 혈액이 차면 수축하는 경향을 띠고 혈액을 심장 쪽으로 보내니까 이 때문에 판은 여는 것을 원칙으로 하고 있다.

그런데 앞에서 말한 것처럼 판의 기능이 부전하게 되어 혈액이 역류하면 정맥이 팽창되어 정상 이상으로 혈액이 무거워지게 되니까 정맥노창(靜脈怒脹)이 생겨서 정맥을 확대 신장시켜 다시 이것을 비뚤어지게 한다.

이리하여 주위의 조직에는 열등한 혈액이 공급되는 관계로 염증이 생기게 되고 끝내는 습진 및 궤양을 일으키는 일이 많은 것이다.」

「정맥류에 대해 현대 의학의 요법으로 시행되고 있는 조치 방법은 주사를 놓는 일인데 드물게는 기왕의 방법을 써서 외과 수술에 의해 정맥류를 절제하는 일이 있다. 그런데 주사된 약제는 정맥 내 혈전을 생기게 하고 점차로 정맥을 축소시켜서 끝내는 완전히 폐색시켜버리므로 많은 경우에 정맥은 완전히 소멸하여 외부에서 보아 하등 정맥류의 흔적은 보이지 않는 것이다.」

「주사되는 약물은 사루질산 나트륨, 기나, 우레탄, 승홍(昇汞)같은 것이며 그 결과는 얼마동안은 좋지만 한두 달 후 다시 악화하는 것이 상례이다. 그러므로 약물주사보다는 그 근본 요법이 권장되어 근래에 이르러서는 이 방면이 극히 양호하다고 한다. 니시의학에서는 각반요법을 하는 것이다.」

「신경에 장해가 있으면 대체로 발은 **발한과다증**에 걸린다. 그렇게 되는 것은 발한과 신경 계통사이에는 밀접한 관계가 있기 때문이다. 발이 불쾌한 냄새를 낼 때에는 땀의 이상 분지가 세균에 침범되고 있는 것을 나타내는 것이며 그 결과로 이런 악취를 발하는 것이다. 땀이 날 경우에는 타월을 청결한 열탕으로 짜서 한기를 느끼지 않도록 주의하면서 닦아내고 결코 땀이 묻은 타월로 다시 피부를 문지르지 말아야 하고 새것으로 바꿔가는 것을 잊지 말아야 한다.

이렇게 발의 고장을 여러 기술하는데 이들은 조만간에 다른 복잡한 질병으로 발전하는 것이다. 발의 정맥류가 편도선염을 일으키기도 하고 나력, 치(齒)질환, 폐결핵, 인두 및 후두염, 이비(耳鼻), 안질, 류우머티즘, 관절염, 신경통 등을 일으킨다.

이것은 결국 **인간이 직립했기 때문에 발에 고장을 일으켜서 혈액의 순환이 불량하게 되고 다리의 정맥이 노창하여 정맥혈이 정체되므로 그것에 정맥류가 생기는 것이다.**

그리고 그곳에 세균이 번식하여 혈액이 부패하므로 그 부위에 정맥염이 생기는 것이다. 그렇게 된즉 이곳을 흐르는 혈액은 다소라도 세균이나 혈액의 부패 독소를 갖고 각 부위에 가게 되므로 전술한 바와 같은 여러 가지 병의 원인이 된다.

9. 발에 관한 여러 가지 연구

미국의 윌리엄 앰 쇼올 박사(Dr. William M Scholl)는 『발과 그 보호[29]』라는 책에서 근대인은 10인 중 거의 7인 까지는 발에 고장을 갖고 있다. 의학적으로 말하면 10인 중 거의 9.5인 까지는 발에 고장이 있다고 하였다. 그렇다면 발이 완전한 사람은 100인중 5인 밖에 안 된다는 이야기가 된다. 이분은 30년래의 연구로 발에 고장을 일으키고 있는 사람이 너무 많은 점에 놀라고 있다.

감기에 걸린다든가 설사를 한다든가 이나 코가 나쁜 사람, 혹은 편도선염 또는 갑상선염에 걸리고 있는 사람의 70% 내지 95%는 발에 고장이 있다고 하였다.

이에 대해 이전의 프랑스의 소오렐, 데쥬린 및 데라혜 등 3인의 학자의 저술인 『발의 결핵성 관절염』속에서 「**양쪽발이 완전한 사람은 거의 없다. 양쪽 발이 나쁜 사람은 100인중 95인이 된다**」라고 적혀있다. 이것으로 보면 프랑스에도 발이 완전한 사람은 거의 없다는 것을 알 수 있다. 이런 일들은 모두 X-ray 사진을 찍어 조사해 보면 분명히 알 수 있다고 말하고 있다. 나는 이 밖에 발에 관한 많은 의학서적에서 인간의 발이 얼마나 많은 고장을 갖고 있는가 하는 것을 알 수 있다.

독일의 해군 군의 하임과 육군 군의 운델리히 공저 『발의 손상과 전시생활』에서 쉐데라는 사람이 서문을 쓰고 있는데 거기에 「**이전의 유럽 전쟁의 경험과 이번의 전쟁의 경험으로 보아 해군이고 육군이고 결국 발의 고장이 가장 중요한 문제이다. 발에 고장이 있는 것은 군무상(軍務上)에서 중대한 결함을 일으킨다**. 또 여러 가지 병에 걸린 자를 징집하지 않으면 안 된다. 따라서 건전한 발을 키우지 않으면 안 된다.」라고 말하고 있다.

내가 지금 여기에서 이 책을 인용하는 것은 이 책의 도처에서 정신과 육체와의 관계가 논의되고 있기 때문이다. 예를 들면 제1장에서 『육체와 정신』은 전혀 하나의 것이라고 하는 것이다. 요컨대 **육체를 떠나서는 정신은 없다**고 하는 것이다. 이것을 외과

---

[29] The Feet and Their Care, 1940

의사가 주장하는 점이 흥미롭다. 마지막 결론으로서 발의 문제는 결코 국부적인 것이 아니다. **육체와 정신은 하나의 종합문제이다**라고 하면서 지금까지는 외과 의사로 이처럼 정신에 비중을 크게 두었던 사람은 없었다. 「**결국 낫는다고 믿는 사람이 가장 잘 낫는다. 낫지 않는다고 믿는 사람은 낫지 않는다.**」고 하여서 물질 만능을 믿어 의심치 않는다고 생각되는 외과 의사가 어떻게 이렇게 정신에 중점을 둔 것이 이 책의 특징이다.

눈을 돌려 일본의 의학계의 현상을 보면 「발을 잊고 피부를 잊고 다만 걸어라, 운동하라」고 장려하는 것은 지극히 안타까운 일이다.

발에는 26개의 뼈가 있고 18줄기의 근계통이 있으며 그 하나하나의 신경은 어느 신경과 연락이 있는가 하는 것이 분명하지 않으면 예방의학은 될 수가 없다. 현대 의학의 예방의학은 대체 무엇을 목표로 하고 질병을 예방하려는지 의문이다.

단순하게 비타민A나 비타민B_{12}를 주사한다든가 비타민C를 보급한다든가 하는 것만으로 병이 예방된다고 믿는 것은 참으로 답답한 이야기이고 그것은 결코 보건도 안 되고 또 치병이 되는 것도 아니다.

이런 관점에 입각한 보건 치병 의학이라면 나는 우선 절망이라고 단언하여 서슴치 않는다. 나의 연구는 이미 발표 이후 30여년을 경과했고 그 역사와 체험에 의해 확고 부동한 성과를 갖고 있다.

이 기초와 성과는 나로 하여금 국내뿐만 아니라 해외에서도 니시의학을 보급시키도록 함으로써 미국에도 전후 5회의 강연 의뢰를 받고 도미하였는데 1950년 제 3회 도미시에는 미국에서 글로뮤 연구의 권위자 심킨 박사와도 회담하고 이에 글로뮤의 존재를 인정하게는 되었는데 이것이 보건 치병에 어떻게 영향을 미치는가는 아직 이해를 못하고 있는 것이다. 나의 설명은 주로 이 방면의 것이었다.

다음에 쇼올은 「가령 **발에 근소한 장해가 일어났다고 하여도 그것을 등한히 하여 두면 곧 바로 중대한 질병을 초래한다.**」라고 말한다. 그리고 재미있게도 이 책을 주머니 속에 두고 틈틈이 읽으라고 권하고 있다.

「요컨대 미국 내의 **국민이 발에 정통하게 되면, 거의 모든 병자는 없어지게 될 것이다.** 만약 발에 고장이 있으면 그것으로 인해 편도선염을 앓는다든가, 다른 부위와의 관계를 잃게 되면 이비인후를 앓는다든가 하는 일은 없다. 이 소책자에 실린 것은 30년 이상에 걸치는 임상상의 경험으로 얻어진 것이며, 결코 거짓말이나 허위는 없다. 나는 어떤 발의 질환도 이것을 치료하고 혹은 또 교정할 확신을 갖고 있다.

오늘날에 있어 여러분은 여기에 치러야 할 주의를 실천에 옮긴다면 반드시 행복하게 될 것이다. 여러분이 앓게 되는 질병은 이 소책자의 어느 곳인가 들어 있다.」라고 말하고 있다.

그러나 나는 최후의 치료법에 대해서는 결코 이 쇼올 박사가 말하는 것에 만족하지 않는다. 왜 그런가 하면, 그는 발에 여러 가지 금속 기구를 씌우는 것을 장려하고 있는데, 도대체 발에 금속 기구 같은 것을 씌운다든가 하는 것은 잘못이라고 생각한다. 그러나 니시의학의 모관운동을 모르는 한에 있어서는 쇼올이 주장하는 점에도 일고 (一考)를 두는 것은 부득이할지 모른다. 다만 외국인의 발의 문제와 일본인의 그것과는 자연히 다른 사고방식을 취해야 한다고 생각 한다. 그것은 일본인은 왜나막신을 신고 또 구두도 신고, 정좌도 하기 때문이다.

10. 발의 고장은 전신으로 미친다

쇼올의 책에 「**발의 고장은 전체를 지배 한다.**」「**발의 동통은 말하자면 전기 같은 것이며, 신체의 모든 방면에 신속하게 전달되어 간다.**」라고 기술되어 있다. 어떻든 **발을 논하지 않는 의학이 있다고 하면 그것은 기초를 잃은 또는 기초가 없는 건축에 불과한 전혀 시대 착오의 낙오자**일 것이다.

발의 문제에 관해 내가 처음으로 이것을 발표한 후 이십 수년이 된다. 나는 원래 토목과 출신이라 그런지 먼저 기초를 생각 한다. 다리를 놓는 데나 집을 짓는 데나 가장 얘를 먹는 것은 기초 공사이다. 기초 공사를 충분히 잘 완성하여 놓지 않으면 다리가 가라앉는다든가, 철교가 꺾인다든가 한다. 다릿발이 기울어지는 것은 기초 공사가 부실하기 때문이다.

그런데 서양의학이 전래된 이래 근 이백년 이상이 되었는데 오늘날까지 의학적으로 인체의 기초인 발을 논한 일본어 책은 없다. 나는 토목과 출신이므로 인체의 기초를 이루는 발에 관해서도 이학적으로 또 역학적으로 보고 있다.

예를 들어 임신했을 경우 어떤 혈관으로 발에 고장이 일어나는가, 그리고 그것을 예방하는 데는 어떻게 해야 하는가라는 식으로 논해 간다. 임신했기 때문에 배가 불러 가는데 따라서 이것을 지탱하는 데는 어떻게 하는 것이 가장 좋은가? 방치하면 급성 신장염을 일으킨다.

이것은 현대 의학은 **임신신**이라고 하여 발이 붓는다든가 하는 병이라고 논한다. 니시 의학을 모르는 의사는 임신하면 아무나 붓는다. 출산만 하면 나으니까 그 때까지 참고 견디라고 말한다. 그러나 병에 걸린다는 것은 정상적인 것은 아니다. 개나 고양이 등에게 임신신 따위는 없으며 미리 막으려고 하면 막을 수 있는 것이다.

또 아기의 출산 후에는 **유아황달**을 일으키는 것이라고 한다. 이것도 개나 고양이에게는 없다. **유아황달이나 임신신이라고 하여 임신 중에 애치도치스(酸毒症)가 되는 것이 당연하다는 생각을 고치지 않으면 안 된다**는 것으로 이런 생각을 하는 현대 의학자를 계몽하는 것이 나의 목적이며 니시의학의 제창도 이 의미 외의 것은 아니다.

그 다음에 혈액 순환의 원동력이 심장에는 없다고 하는 것이니까 대단한 임무가 나의 두 어깨(雙肩)에 걸려 있다. 이 일에 관해서는 전에 25만원의 현상 문제의 첫째 문제로 제출하였고 작년에 또 100만원 증정 형식으로 현대 의학자의 반박을 촉구하였는데 의학계로부터 아무런 회답이나 반박도 없었던 것이다.

이 문제를 이해하는 데는 글로뮤에 관한 지식이 필요한 것이지만 글로뮤에 대해서는 현재 어느 대학에도 강의하는 곳이 없으므로 의학자는 전혀 모르는 것이다. 글로뮤를 모르고서 병의 치료를 논하는 것 등은 아주 우스꽝스런 일이다. 어떻든 나의 일은 대단히 광범하므로 용이하지는 않다. **니시의학이 철저하게 되면 현대의학의 8할이 필요 없게 된다**고 이십년 전에 제창하고 나섰으니 미치광이 취급을 하는 것도 당연 할지도 모른다. 그러나 오늘날 나의 니시의학을 알고 있는 사람들에게는 당연한 말이라고 생각할 것으로 믿는다. 나는 이번의 도미 중 심킨박사 등 글로뮤의 존재에 관해 연구한 학자들과 같이 이 문제를 논하였다.

어떻든 여러분이 최고의 과학이라고 믿는 현대 의학은 그런 수준에 지나지 않는 정도의 것이라고 하는 것을 이해하지 않으면 안 된다.

어떤 이유로 발의 고장이 전신에 관계를 미치는가? 그것을 쇼올의 설에서 인용해 보면 우리들은 **아기 때는 동물처럼 손과 발을 땅에 대고 기는데, 그것은 인간의 척추가 네발로 기는 네발동물과 같은 구조로 설계되어 있기 때문이다. 그것이 나중에 일어서서 걷게끔 된 것이므로 좀처럼 만족스러운 결과가 얻어지지 않는다.**

「네발로 걷는 동물은 발끝이나 손끝까지 혈액은 평등하게 순환하는데 인간은 나서 1년 지나면 걸음마를 잘한다고 세워버리므로 혈액이 발끝에서 돌아 심장까지 올라가기에 대단히 벅차게 된다. 혈액이 상체로 올라가는데도 곤란을 느낀다. 거기에 발에 고장을 일으키는 하나의 원인이 있다.」

그러니까 **사람도 때때로 손과 발로 기어서 걸으면 여러 가지 병이 예방**된다. 그러므로 「1년을 통해 1개월쯤은 손과 발로 걸으면 좋은 것이지만, 실제로는 말뿐이지 그렇게 할 수는 없다.」라고 말한다. 내가 말하려고 하는 것을 전문가가 규모 있게 말해 주고 있는 것이다.

대체로 **사람의 신경은 660으로나 갈라져 있는데, 이것이 26개의 발의 뼈에 연결**되고 그것이 다시 무수히 갈라져 있다. 그 무수히 갈라져 있는 신경이 하나의 감수력을 갖추고 있기 때문에 **그 신경의 끝에 고장이 일어나면 바로 뇌 쪽으로 전달**이 되도록 되어 있다. 발꿈치 위의 경골과 비골이 완전한 힘의 분배를 받지 못할 경우는 어떻게 될 것인가?

발은 구조상 정확하게 말하면 3점으로 지탱되고 있는 것이다. 즉 제일 아래의 발바닥에서 2점 발꿈치에서 1점 도합 3점으로 지탱되고 있는 것이다. 이 3점으로 지탱하고 있는 발을 가랑이에서 또 2점으로 지탱하고 있다. 즉 양 발로 도합 6점인 것을 3점씩 나눠서 서로 지탱하고 있다. 그러므로 아무래도 그 곳에서 발에 고장을 일으키지 않을 수 없는 것이다. 그래서 100인 중 거의 95인까지는 발에 고장을 일으키는 것이 당연한 일이라고 말하고 있는 것이다.

11. 발과 신체 각부와의 관계

쇼울은 또 두통이다. 등이 아프다. 소화장해, 류머티즘, 좌골신경통, 둔통, 피로 혹은 신경마비증이라든가, 무릎이 아프다. 인후가 아프다든가 하는 것은 모두가 발의 고장이 원인이 되어서 그곳으로부터 다른 부분으로 파급되고 있다고 한다. 그러므로 발의 근육 계통과 신경만 장해가 없다고 하면 결코 그런 병에는 걸리지 않는다.
「우리들은 **족통으로부터 건강에 미칠 영향을 가능한 최소한도로 방지할 필요**가 있다.」라고 말하고 있다.
다시 「우리들의 발이라는 것은 가옥에 비한다면 토대이고, 차에 비한다면 두 바퀴이다. 만약 가옥의 토대가 썩으면 1층으로부터 2층, 3층, 4층의 문창에 금이 간다. 토대를 고치지 않는 한 창이나 벽장문들이 맞지 않게 되어 쓸 수 없게 되어있다.
사소한 발의 고장이 윗 부위의 각 기관에 얼마나 영향을 미치는가는 이것으로 여러분도 납득이 갈 것이다.」 라고 말한다.
실지로 토대가 썩는다든가 두더지가 토대 밑을 뚫는다든가 하면 그것이 주저앉고 문창의 틈이 벌어지며 벽에 균열이 생기고, 심하면 지붕도 새게 된다.
그리고 이것은 국소적으로 아무리 수선해도, 예컨대 미닫이 문선을 깎아 고친다든가 벽의 균열을 바른다든가 지붕의 핏치를 칠한다든가 등은 방법은 여러 가지가 있어 일시적으로 개선될지는 모르지만 얼마 안가서 더 심한 고장이 나타난다. 이것을 고치는 데는 무슨 특별히 어려운 것은 없다. **처음부터 토대를 고치는 일이 지름길이고 바른 수리법**인 것이다.

현대 의학이 **결핵의 공동(空洞)**이 약이나 주사, 영양, 전지(轉地), 결핵요양소 기타 있다고 하는 모든 방법을 동원해도 낫지 않으므로 이것이면 되겠지 하고 기흉(氣胸) 요법이라고 하여 그 부위의 늑막간(肋膜間)에 공기를 넣는 방법을 고안하였다.

그런데 늑막 사이에 공기를 넣게 되니까 폐는 물론 수축한다. 폐가 수축하면 그 속의 공동이 오그라드는 것은 당연하다. 공동이 오그라들어 그 내벽이 접촉하게 되면 때로는 그것이 유착하는 일도 있을는지 모른다. 그것으로 공동을 고치는 데는 기흉 외에는 없다고 단벌치기로 나가게 된 것이다. 그러나 늑막에 유착이 있을 때는 그 부분에 공기를 넣으면 그 유착을 떼어 놓으려고 하기 때문에 그 부분에 염증이 일어나 열이 나거나 동통이 생겨서 기흉을 할 수가 없다.

그래서 다음으로 생각해 낸 것이 흉곽성형술(胸廓成形術)이다. 이것은 공동 쪽의 부위에서 늑골을 몇 개 끊어 내고 흉곽을 그대로 축소 시켜 폐를 수축시키려는 방법이다. 그러나 늑골을 떼어 내면 그쪽의 신체의 지탱이 약하게 되어 흉부는 그쪽으로 굽어지게 된다. 그렇게 되면 곧고 바르게 서야 할 척주가 굽어질 것은 당연하다.

척주가 굽어지면 그 안쪽의 추간공에서 나오는 신경을 압박하게 되므로 그것에 연결되는 내장 기관이 장해를 받을 것은 명백한 일이다.

그래서 다음에 생각되어 낸 것은 가로막의 신경을 뽑는 방법이다 가로막은 흉부아 복부의 경계에 있으며 마치 밥공기를 엎어 놓은 것 같은 모양을 한 근육성의 막으로 이것이 펴졌다. 오므라졌다 하면서 흉곽의 용적을 변하게 하여 호흡 작용을 하는 것이다. 그래서 흉곽의 용적이 커지니까 공동이 크게 된다.

그러니 그것을 커지지 않게 하면 된다. 즉 가로막이 펴지지 않도록 하면 된다. 그렇게 하자면 가로막의 수축을 맡은 신경을 **빼**어내면 된다. 신경이 없으면 가로막이 움직이지 않는다는 것이 가로막신경절제술이 노리는 점이다. 그러나 이 방법은 공동의 위치에 따라서는 적응 안 되는 경우가 있고 더욱 여러 가지 장해를 수반하는 것을 면

할 수 없다. 그래서 다음에 등장한 방법이 합성수지 충전술이다. 이것은 늑골의 일부는 절제하고 그리로 부터 늑막의 바깥쪽에 함성수지로 된 둥근 알(球)을 필요한만큼 넣는 것이다. 내가 아는 사람의 아들은 오른 폐에 탁구공 정도 되는 것을 7개 라무네 알 정도의 것을 6개 넣었다고 말하고 있었다. 그러나 이 방법도 여러 가지 장해가 있다고 보도되고 있다. 물론 당연한 일일 것이다.

다음은 기흉이나 성형술, 가로막 신경 절제 또는 마비술, 합성수지 충전술 등으로 폐의 활동을 정지시켜도 지장이 없는 것이라면 차라리 병폐(病肺)를 끊어 내는 것이 어떻겠는가 하여 출현한 것이 폐적출 또는 폐절제의 수술요법이다.

이런 식으로 점점 그릇된 방향으로 끝없이 진전해 나가는 것도 그 시초는 공동을 기계적으로 수축시키고자 한 일로부터 시작된 것이다. 마치 벽의 균열을 시멘트나 몰타르로 메우는 응급조치가 이렇게 발전되어 온 것이다.

나의 편에서는 **발이 모든 병의 원인**이라고 보고 있으므로 집의 토대를 고치는 결국 발을 정상으로 하는 방법을 택하는 것이다. 따라서 폐를 끊는다든가 늑골을 자른다든가 이물을 넣는다든가 하지 않고도 되는 일이다. <u>발을 고치면 폐의 그 부분의 비뚤어진 것이 없어진다. 그리고 여기에 폐조직을 재생하는 생식, 생수를 먹게 하고 풍욕이나 냉온욕을 하나씩 하니까 폐조직의 공동이 재생되어 정상을 회복하게 되는 것이다.</u>

「신심명(信心銘)이나 보권좌선의(普勸坐禪儀)에 호이(豪釐, 가늘고 긴 털끝)도 차가 있으면 천지처럼 멀리 떨어진다(有差天地懸隔).」라고 있는데, 현대의학이 공동을 기계적으로 눌러 버리려는 것이 폐의 적출까지 가버린 것이다.

니시의학에서는 **공동(空洞)은 그것의 필요한 임무를 다하고 자연히 사라져 없어져 버리는 것**이다. 어느 쪽이 좋은가는 내가 여기서 일부터 끄집어내서 말할 필요는 없을 것이다. 결국은 머리(頭)의 상위(相位)일 것이다.

쇼올은 또 발은 26개의 뼈와 18계(系)의 근육으로 되어 있고 이들 뼈와 근육은 완전하게 배치 분배되어서 교각(橋脚)이나 아치를 만들고, 신체 전체의 무게를 지탱하면서 걸을 때는 발의 각 부분을 자유로 움직일 수 있도록 배치되어 있다고 하였다.

여기에는 동맥 혈관, 정맥 혈관, 임파관, 신경 계통이 분포되어 놀랄 만큼 치밀한 조직을 이루고 있다. 발의 구조를 자세히 연구하고 싶은 사람은 구조에 관해서는 화이타커 옥스퍼드 박사의 저서 『발의 간요(簡要) 해부학30)』을 보면 발의 해부라고 하는 곳에 상세히 기술되고 있다. 그 외에도 많지만 쇼올은 이 모든 곳을 요약하고 있다. 언제가 신문사 주최로 100Km의 야간 행군을 한 적이 있는데, 그 기사 중에 보행의 결과를 발표한 야스타씨는「피로는 상상 외로 경미, **음식물과 신발에는 주의** 할 것」이라고 말하고 있다. 100Km의 야간 행군이라면 무려 125리(里)를 가고 125리를 돌아 온 것인데 76세의 노인부터 13세의 소년까지 약 이천 여명이 참가하였으나 낙오자는 한 사람도 없었다.

요컨대 신발과 음식물의 주의가 중요하다고 말하고 있다. 확실히 신발이 관계되는 것은 말한 것조차 없다. 이것을 과학적으로 어디까지 연구할 것인가, 신발에 관해서는 구두 양말 등과 비가 올 경우에는 무거워질 것도 연구하여야 할 것이다.

그러나 쇼올도 보통의 의자(醫者)이므로, 운동 후 발에 테(足巾)을 대고 모관운동을 하여 피로를 고치는 것은 모른다. 또 지치지 않게 하는 연구는 말하지 않고 있다. 음식물에 관해서도 특히 과일, 야채 중에서는 토마토, 오이, 사과, 배 등에 소금과 설탕을 찍어서 먹는 것이 좋다는 식으로 기술되어 있는데 이런 점에서는 우리와 다른 의견을 갖고 있는 듯하다.

이런 말을 하는 젊은 의자(醫者)가 지도자가 되어서는 완전한 지도를 할 수는 없다. 그러나 지금으로서는 그것을 요구하기는 어려울 것이다. 왜냐하면 그것은 예컨대 영양학이라면 영양학에 관한 많은 책이나 연구를 독파하고 실지로 시험해 본 다음에 다시 체액에 관하여는 아시도시스와 알칼로지스31)에 대해 모든 책을 독파하고 여기

---

30) Dr. Arnold Whtaker Oxford, Concise Anatomy of Foot, 1938
31) 산성체질(Acidosis) : 산증은 인체의 화학물질이 산성쪽으로 기울어져 있는 상태를 말한다. 인체의 pH는 6.0-6.8이 정상인데, 6.3이하는 산성체질이고, 6.8이상은 알칼리 체질이 된다. 반대인 알카로지스 즉, 알칼리성 체질은 인체가 알칼리성 쪽으로 기울어져 있는 상태를 말한다. 일반적으로 알칼리 체질은 산성 체질보다 많지 않다.

서 비로소 음식물이나 신발에 대해서의 올바른 의견을 내는 것이 아니고서는 아무 소용도 없는 것이다. 아마도 이들의 학자는 그렇지 않으므로 그 견해가 우리와는 다르게 되어 오고 있는 것이다. 요즈음에 **후생성이 치료는 두 번째이고 예방이 첫째가 되지 않으면 안된다**고 말하기 시작했는데 우리 **니시의학은 처음부터 치료보다는 예방을 주목적으로 하고 있다.**

예방이 제일이므로 **니시의학을 실행하고 있으면 병에 걸리지 않는다.** 그러나 인간의 병은 다만 질병뿐이 아니고 여러 가지 사회적 환경과 가정적 경우와의 관계에서도 일어나는 일이 있으므로 병의 예방이 되었더라도 한결 같이 죽음이 없다고는 말할 수 없다. 그러나 질병이 방지되는 일은 많은 것이다.

언젠가 내가 관서지방에 갔을 때 중태의 환자를 누가 데려온 일이 있었다. 조심스럽게 보니 병은 대단한 것이 아닌데, 가정 문제 때문에 신경쇠약을 일으키고 있었다. 그래서 우선「가정 문제부터 해결하지 않으면 안되겟구나…」하고 생각하였다. 니시의학도 느닷없이 남의 가정에 간섭할 수는 없다.

그러나 그 사정이라는 것은 이런 것이다. 주인공은 병인데 부인은 임신하고 친정에 가있다. 그 부재중에 제수가 와서 돌보았는데, 도를 넘게 친절하였다고 동생이 화를 내고 처와 이혼한다고 한다. 그런 판국에 병이 훨씬 무거워 진 것이다.

어떻든 가정의 내정(內情)이라는 것은 외면으로 보아서는 알 수 없는 것이다. 밖으로 나타나지 않으므로 아무리 니시의학을 해도 낫지 않는다. 그리고는 니시의학도 믿을 수 없다고 하면서 스스로 정신적으로 고민하여 중태에 빠져서 분하다고만 한다.

그러므로 외관으로만 사물을 판단하는 것은 큰 잘못이다. 각 가정에는 여러 가지 사정이 있고 생활상의 노고도 많으며 또 직업상의 여러 가지 근심도 있어서 그 때문에 병인 낫지 않는 것도 있는 것이다. 나는 한번 보면 그것을 알 수 있다.

그러니까 니시의학 외줄기 방법만으로도 안 된다. 그렇지만 **니시의학을 해도 안 되는 것을 어느 의원에 갖고 가도 소용이 없다**는 점을 확신한다. 여러분은 니시의학을 권하여 그것으로 안 되는 것은 어디에서도 안 된다는 것을 확실히 이해하면 족할 것이다.

12. 사생에 관하여

요마시스(吉益東洞)의 학설을 그 제자 가꾸쮸우(鶴冲元逸)가 쓴 것에 『의단(醫斷)』이라는 것이 있다. 그중에 「사생(死生)」이라는 것이 있다. 요컨대 산다든가 죽는다든가 하는 데에 관한 요시마스의 견해이다.

그 대의를 들어 보면 죽는다든가 산다든가하는 것은 숙명이다. 자연히 하늘이 하는 일이다. 다만 하늘이 하는 일이므로 인(仁) 즉, 불쌍하다고 하여 연기 할 수도 없다. 용기가 있다고 하여 빼앗을 수도 없다. 지혜가 있다고 하여 이를 측정할 수도 없다. 의자(醫者)도 이것을 구할 수는 없지만 병으로 죽는 것은 숙명은 아니다. 병은 약으로 고칠 수 있을 뿐이다. 이 약이라고 하는 것은 마시든지 주사하든지 붙이든가 하는 약만은 아니다. 옛적 성인의 말도, 선배의 충고도, 탕치(湯治)도, 그 외에 여러 가지 있는데 모두 이것은 약이다.

그러므로 생각하여 본즉, 죽는다든가 산다든가 하는 것은 의자가 알 바는 아니다. 질병은 당연히 의자가 고쳐야 할 일이다. 그러므로 요시마스 선생이 「인사(人事)를 다하고 천명(天命)을 기다린다.[32]」라고 말하는 바이다.

즉, 인간으로 할 수 있는 만큼의 일을 다하고 그리고 죽느냐 사느냐는 천제에게 맡기라고 하는 것이다. 현대 의료만을 하고 니시의학을 하지 않는 것은 인사를 다하였다고 할 수 없다. 조금이라도 인간으로 할 수 있는 일은 다해야 하며 전부를 하지 않고 천명에 맡긴다는 일은 있을 수 없다.

그러므로 효과가 불명한 요법을 하고 소용도 안 되는 약을 주사 받고 죽는 것은 그것은 천명이 아니다. 예부터 유효하다고 판정한 방법을 지금의 문제된 질병에 응용하는데, 흔히 장중경(張仲景[33])이라고 부르는 명의의 방법에 일치하면서 그래도 죽는 것

---

32) 진인사대천명(盡人事待天命)
33) 후한의 영제(靈帝) 때 그 재능이 인정되어 장사(長沙)의 태수가 된 의성(醫聖)으로 불린 사람으로 「상한론」「금궤」 등 많은 저술이 있다.

은 그것은 천명이다. 현대에는 니시의학이 최고의 의료이므로 니시의학을 올바르게 실행하고 죽는 사람은 그것은 천명이다. 이것을 신(神) 앞에서 말해도 나는 부끄러울 일이 없는 것이다.

세간의 의자(醫者)는 그 환자가 죽는다든가 산다든가를 예언하고 싶어 한다. 그 환자가 남모르게 생각하기를 자기의 손으로 죽게 하면 그의 명성을 떨어뜨리는 것이 된다고 하는 것이다. 어쩌다가 한 두 사람에게 적중하면 그 억설(憶說)이 틀린 것이 아니라고 믿게끔 된다.

음성이든가 신체든가 외관을 보고 그 환자의 생사를 판별하여 보고하는 제도가 주(周)나라 때 생긴 것이니까 그렇게 하였다고 나쁜 일은 아니라고 말할는지도 모른다. 그러나 모두 억측을 가지고 산사람을 죽은 사람 속에 넣고 아무 것도 하지 않고 그가 죽는 것을 기다린다는 일은 인애(仁愛)의 마음을 가진 사람의 할 일이 아니다.

그러함으로 일단 죽은 것을 보고도 나의 기술을 갖고 혹시 사는 것은 아닐까 하고 바라는 것은 예부터의 의도(醫道)이다. 그렇게 해도 소생되지 않고 죽는 사람은 거기서 비로소 천명이라고 말할 수 있다. 다만 그 이름을 존중하는 것만을 생각하니까 그 죽음을 보고만 있으며 치료 사이에 죽게 될까 살게 될까 하고 망설이는 것이다.

다만 **인애의 마음을 존중하고 다만 살게 되는 것만을 생각하고 노력하니까 세간의 의자가 죽는다고 한 사람이 왕왕 사는 수가 있으므로 「죽는다든가 산다든가 하는 일은 의자가 알 바는 아니다」라고 하는 것이다.**

환자가 중태에 빠지면 근친 주변은 '괜찮은가요?' 라는 말을 하게 되는데 이것은 마치 '빨리 죽음을 예언해 주십시요'라는 것과 같다. 가령 증상이 심하고 드디어 호흡도 맥박도 멎어버린 사람이 니시의학의 실천으로 소생하여 중병이 나은 예도 많이 있으니까 다만 니시의학의 모든 방법을 해 보고 그래서 죽는 것은 그것은 천명이므로, 이 천명이 올 때까지는 근친 주변은 죽음이라는 것을 생각해서는 안 된다.

니시의학 실천자는 이 요시마스의 학설을 재삼재사(再三再四) 숙독 음미하여 잘 그 진수를 터득하지 않으면 안 된다.

13. 발의 구조는 섬세하여 고장을 일으키기 쉽다

쇼올은 또 **발은 대단히 섬세한 구조이므로 고장을 일으키기 쉽다**는 것을 강조해 두고자 한다고 말하고 있다. 따라서 발을 십분 튼튼하게 해 놓고 어떤 짐이라도 질 수 있는 대로 지어 그 중량을 지탱하는데, 상반신은 피로치 않고 발만 피로 하게 되는 일이 **없도록 상과 하는 항상 일치되어 있어야 한다**고 말한다.

우리는 8Km를 걷지 않으면 안 될 때는 늘 32Km를 걷지 않으면 안 된다는 각오를 가지면, 8Km는 쉽게 걸을 수가 있다. 예를 들면 나는 오늘 저녁 100매의 원고를 쓰지 않으면 안 된다고 할 때 300매를 쓸 작정으로 써서 100매 밖에는 쓸 수 없다. 30매만 쓰면 된다는 기분으로 하면 19매 쓰면 싫증이 난다. 30매 때는 100매를, 100매인 때는 300매를 하는 식의 마음가짐이 아니면 일들이 완성되기 어려울 것이다. 인간의 수명도 그와 같은 것이다. 60세가 되었으니 이제 은거(隱居)해야 하는 식으로 하면 바로 노쇠해 진다. 마라톤 선수인 와이즈뮬러는 「자기는 100Km의 경주의 경우에는 300Km를 뛸 작정으로 달린다.」라고 말하고 있다.

그런데 그렇지 않고 싫다싫다 하면서 짜증을 내는 우체부는 아무튼 각기(脚氣)가 되기 쉽다. 그러나 같은 이정(里程)을 걷는데도 학생이 운동으로 걷는 것은 각기가 되지 않는다. 이것은 정신작용이 적지 않게 작용한다는 것을 말하는 것이다.

14. 발의 경미한 고장을 등한히 하지 말라

그리고 「발의 경미한 장해를 등한히 하지 말라(Don't neglect minor foot trouble)」라는 제목으로 발의 경미한 장해를 등한히 하는 것을 경고하고 있다. 왜 그런가 하면 「**발의 장해는 가령 어떤 것이라도, 그대로 방치하여 두어서 저절로 낫는 것 같은 요행은 절대로 없다. 반드시 적당한 주의와 과학적 조치를 하지 않으면 악화된다.」라고 쇼올은 친절하게 말하고 있다.

그리고 발의 약점을 나타내는 실증으로서 발의 표면에 흔히 1개의 혹이나 바닥에 물집 같은 것이 있다. 이것은 보통이 아닌 **장해가 절박하고 있는 것을 경고하는 일종의 위험신호**이다. 따라서 그대로 **방치하면 다음에는 잠복하고 있는 중대한 질병의 발생**을 각오해야 한다. 이와 같은 장해의 원인이 되는 것을 없애서 근본적으로 이를 해소하는 것이 필요하다.

발은 신체의 역학적인 기초이므로 잘 주의해야 한다고 말한다.

다음에는 신발에 관한 것을 말하고 있는데 이것은 미국의 일이고 구두에 관해 말하고 있다. 「나는 발의 외관을 아름답게 보이려고 생각하는 사람과 다툴 마음은 없다. 나는 발을 올바르게 하기 위한 이런 요구를 만족시킬 수 없는 사람들에게 도리어 동정을 금할 수 없는 바가 있다.」라고 하나하나 조목별로 요구를 제시하고 있다.

15. 발의 고장과 다른 여러 병과의 관련

발의 고장으로는 우선 「발바닥의 물집, 발가락의 경직, 못(騈胝), 모르톤씨병, 퀼러씨병 기타의 병, 편평족, 통각과민의 뒤꿈치 또는 슬통(膝痛)은 반드시 편도선염과 관계되고 있다. 정맥류는 반드시 목의 나력(瘰癧34))에 관련되고 있고 요통과 슬통과는 반드시 각기와 관련, 각통과 고통(股痛)은 치통에 관련, 등이 아픈 것은 심장병, 신장병과 관련, 신체전체의 피로에는 발의 질환, 어깨의 하수(下垂)에는 족통과 호흡기 중의 어느 쪽 하나 혹

---

34) 나력(瘰癧) : 결핵균이 귀·목 등의 림프선에 침입하여 결핵을 일으키며, 몇 개의 멍울이 생기고 연쇄상으로 붓는 병이다. 후에 곪아서 터진다. 주로 목·귀 뒤·겨드랑이·자개미에 생긴다. 결핵성림프선염 또는 림프절결핵이라고도 하는데, 특히 귀와 목에 생긴 나력을 경부림프절결핵 또는 경선결핵(頸線結核)이라 한다.

은 둘이 관계하고 있다. **요통에는 각기 즉 비타민B의 결핍**이 적지 않다.」라고 말한다.
이밖에 나의 견해로는 어느 정도 추가할 것이 있지만 여기서는 쇼올의 의견만 소개하고 내 의견은 사양하는데, 이것으로 알 수 있듯이 **발의 고장이 만병에 관련되어 가는 것이므로 인후가 아프다고 그곳만 주무르고 발을 방치해 두는 현대 의학은 소용이 없는 것**이다.
이비인후과 의사는 모르는 일이지만 병에는 원인이 있고 그 원인에는 발의 고장이 큰 역할을 연출하고 있다는 것을 알아야 한다.

16. 족궁의 결함 또는 하수

쇼올은 특히 **족궁의 결함 또는 하수(下垂) 및 기타 발의 장해는 발에서 떨어진 신체의 여러 부분에 영향을 미친다**는 것이다.
발의 아치가 아래로 처지면 신체의 어딘가에 관련이 있다고 말하고 있다. 이런 방식으로 장해를 일으킨 원인을 하나하나씩 설명해 가야 하는데 미국인의 일이니까 우선 구두의 고장은 발의 장해에서 오는 경우가 많다고 할 수 있다.
거꾸로 발의 고장이 구두에서 오는 경우도 많다. 다음에 양말의 형편이 발의 장해의 원인이 되는 일도 적지 않다. 그리고 발톱을 깎는 것이 부적당하기 때문에 발이 아파서 다리를 저는 수도 있다.

17. 발바닥을 먹물로 찍어 둘 것

「**전신을 건강하게 하는 데는 각탕이 제일 좋다**」고 말하고 있다. 냉온 1분욕도 좋다. 각욕을 하기 전과 뒤에 발바닥을 먹물로 찍어 둘 필요가 있다. 다음 그림 중에서 (1)이 가장 좋은 발이다. (2)는 안된다. (3)은 편평족으로 불구의 부류. (4)도 물론 안 되고 (5)는 환자이다.

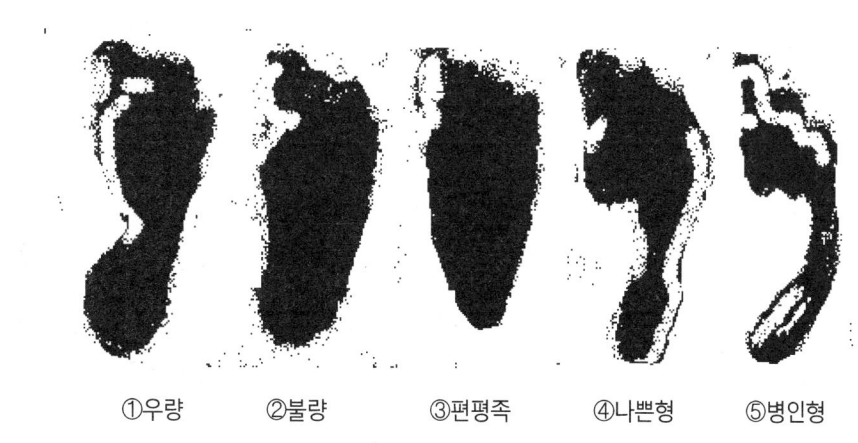

①우량　②불량　③편평족　④나쁜형　⑤병인형

먹물로 발바닥 모양을 뜨는 방법은 먼저 먹물을 먹인 걸레의 위에 두 발로 섰다가 바로 종이 위로 옮겨 서서 형을 뜬다.

그 다음에 냉온욕을 하고 끝날 때에 다시 발바닥 모양을 떠서 앞의 것과 같은지 어떤지를 검사하여 보고, 만약 **나중의 것의 면적이 작으면 어떤 활동을 해도 좋다.**

그러나 만일 **면적이 먼저의 것보다 넓어져 있으면 좋지 않다.**

이 점을 잘 검사해 보아야 한다. 그리고 양쪽 발의 형이 같은 모양으로 면적이 나타나 있지 않으면 안 된다. 모양을 뜰 때는 십분 올바른 자세가 되도록 주의하는 일이 필요하다. 우선 기둥에 등을 대고 똑바로 먹물헝겊 위에 섰다가 곧 종이 위로 발을 옮겨 형을 뜬다. 그리고 연월일을 적어 둔다.

목욕 후의 형이 조금이라도 넓어져 있으면 정말로 나쁜 전조(前兆)이라는 것을 알고 그 때에는 식사를 줄여야 한다. 이와 같이 해서 병이라는 것은 예방이 되는데도 불구하고 이것에 걸린다는 것은 무지(無智)한 일이고 유감 된 일이다.

18. 발의 모관에는 테가 필요

발의 발달은 내가 늘 말해온 바 같이 만 20세가 될 때까지는 계속되고 그 때까지는 불완전한 것이라고 쇼올도 주의하고 있다. 완전히 발달하기까지는 무리하게 혹사한 뒤에는 항상 이에 대한 휴양이 필요하다. 특히 **유아에게 「걸음마 잘한다」하고 억지로 걷게 하는 것은 가장 나쁘다.**

지나치게 사용한 뒤에는 니시의학의 모관 운동을 하면 되는 것이다. 그러나 그 때에는 나무로 테를 만들어 발에 대서 발목의 관절이 움직이지 않도록 하고 모관을 하면 피로는 깨끗이 가시고 만다.

똑같이 삔 손가락에서도 사람에 따라서는 모관을 해도 낫지 않는다고 하는 사람도 있는데 그것은 손의 구조상 검지와 약지가 1일로 낫는다고 하면 중지는 3일, 엄지와 소지는 10일 걸린다.

그런데 검지와 약지처럼 속히 고치려고 하면 밥주걱 같은 것을 손의 안팎에 대서 매고 손목이 놀지 않게

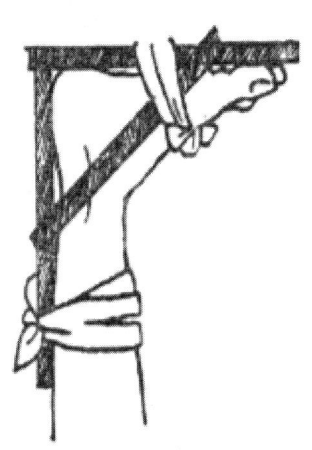

[테를 댄 모관]

모관 운동을 하면 빨리 낫는다. 그리고 발가락은 모양이 좋게 고르게 되어 있는 것이 좋고 발톱의 발달무늬도 대체로 나와 있는 것이 좋다.

손톱은 손가락 끝에서 제 1관절까지의 절반의 길이를 갖는 것이 원칙이며 반달무늬는 손톱 길이의 삼분지일 내지 사분지 일의 길이가 있는 것이 원칙으로 건강한 징표이다.

19. 발의 장해에 대한 쇼올씨의 교정법

쇼올을 발의 장해의 교정법으로서 구두를 신기고 있다. 이것은 모관 운동을 모르기 때문에 휴양(休養)을 시켜서 고치고 있는데, 이렇게 하는 데는 대단히 오랜 시간이 걸린다. 나는 석고로 발 형(型)을 만들어 준다. 그 석고를 만드는 방법은 우선 발에 테이프를 감고, 그 위에 석고를 바르고 그 밖을 실로 감는다. 실은 삼(麻)실이면 더욱 좋다. 세로 가로로 + 자 형으로 감아 놓는다. 그 위에 석고를 붙이고 다 되면 마르기를 기다려서 적당히 틈을 넣어 한가운데로부터 좌우로 세로로 가른다. 가른 곳의 가장자리를 대주걱으로 손질하고 굳히면 발의 형이 된다.

그것을 발에 씌우면 발이 꼭 끼인다. 발을 넣고 끈으로 매고 나서 모관 운동을 하면 어떤 발이라도 낫는다. 결국 나의 이 방법이 좋은 것이다.

다음에 족궁의 결함과 편평족을 고치는 데는 구두 속에 쇠붙이를 넣는 쪽이 좋은지, 넣지 않는 쪽이 좋은지는 의견이 둘로 나뉘어 있다. 그런데 쇼올은 족궁에 적합한 쇠붙이를 구두 바닥에 넣는다. 그렇게 하는 것이 좋지는 않지만 지금의 형편에서는 다른 방법이 없다고 하는 것이다. 나는 넣지 않는 편이 좋다고 생각한다.

내 생각으로는 **모관 운동을 성실히 하는 동시에 반듯이 누워서 한쪽의 다리를 일직선으로 하여 수평으로 펴면, 편평족은 차츰 나아간다.**

한쪽 다리를 굽혀 놓으면 다른 쪽 다리는 수직으로 세울 수 있게 되므로 점점 연습하는 것이다. 그렇게 하면 편평족은 완전히 낫는 것이다.

요컨대 족궁의 결함과 하수는 어째서 생기는가? 쇼올은 이렇게 말한다.

1. 기립 또는 보행 후의 피로
2. 족궁 또는 발등의 동통
3. 뒤꿈치의 통증
4. 발 및 뒤꿈치의 부기
5. 발바닥의 열기

6. 발가락의 경직 및 물집
7. 돌로 치는 것 같은 뒤꿈치의 통증
8. 발 또는 다리의 류머티즘 또는 동통
9. 기상 시 발이 줄을 따라 당겨지고 나른한 감이 있는 것
10. 아침에 구두를 신은 기분은 좋은데 저녁에는 구두가 작아진 것 같은 감이 있는 것
11. 발바닥에 경결이 있다
12. 발한과다. 특히 뒤꿈치 및 복사뼈 주위
13. 무릎 또는 고관절의 동통
14. 구두는 중앙의 아치부분이 떠진다. 바닥 또는 뒤꿈치가 불균형하게 닳는 것과 구두의 옆에 구멍이 나는 것은 좋지 않다.
15. 발의 부기

이상의 여러 가지가 발을 편평하게 만든다. 특히 발의 아치가 아래로 처지는 것은 모두 이 때문이다. 그러니까 발의 보호방법을 생각해야 비로소 발 아치의 함락이나 편평족을 방지할 수 있다. 요컨대 발의 고장은 그대로 방임해서는 안 된다고 말한다.

20. 트루에타 박사의 소설

나는 **『발은 건강의 기본』**이라는 책을 써서 인간의 건강상 발의 중요성을 강조하여 의학계를 계몽하였는데 우리나라 의학자는 거의 돌이켜보는 사람이 없었다. 그런데 연국에서 조셉 트루에타 박사(Dr. Josep Trueta)가 옥스퍼드의 넛필드 의학연구소에서 4인의 공동 연구자와 함께 토끼를 사용해 혈액순환의 실험을 시작하여 놀랄만한 사실을 발견했다. 여기에 관해서는 『신장의 혈액순환의 연구』라는 책을 내고 있다. 그리고 미국 타임지는 『놀랄만한 발견』이라는 제하에 보고하고 있는데 그 요지는 다

음과 같다.

「고혈압은 미국인 사망 원인의 삼분지 이를 차지하고 있다. 의사들은 이것을 20세기 문명의 가장 위험한 질병의 하나이고 가장 이해되지 않는 것의 하나라고 말한다[35]. 그들은 이 후자의 신념을 변경하지 않으면 안 될지도 모른다. 그 까닭은 영국의 일군(一群)이 이 열리지 않을 철문과 같던 질문의 손잡이를 발견했기 때문이다. 그들의 **발견은 고혈압은 지나친 신경 흥분에 의해 신장내의 혈액순환에 단락(短絡, 즉 글로뮤의 발견)이 일어나는 것이 원인**하는 것 같이 보인다는 것이다.

플레밍이 페니실린을 발견할 때처럼, 이 고혈압의 발견도 거의 우연적인 사실에서부터였다. 1941년 런던이 공습 받았을 때 피해자가 파괴된 건물의 목재나 돌 밑에 깔려서 수 시간 경과된 것은 이상하게도 신장의 고장 때문에 죽어 있었다. 당황한 의사들은 이 이상한 사인을 압궤증후군(壓潰症候群)이라고 부르고 있었다.

깔려 터진 발과 신장과의 관계를 발견하려고 하여 스페인 출생의 트루에타는 옥스퍼드의 넛필드 의학연구소에 있어서 4인 공동자의 연구로 토끼를 사용하여 혈액순환의 실험을 시작하였다. 그들은 토끼의 뒷다리에 지혈기를 비끌어 매고 그 동맥에 먹물 또는 불투명한 액체를 주입하고 그 결과를 X-ray로 관찰하였다. 이 실험은 얼마안가 압궤증후군의 비밀을 풀었다. **발의 동맥의 압력 변화의 연장은 부근의 혈관에 경련을 일으키고, 그 중에서도 신장의 정상적인 순환을 경색(梗塞)**하는 것이었다.

이 수수께끼를 푸는 도중에 트루에타박사의 연구원들은 다시 한층 놀랄만한 가능성에 관한 어떤 것을 의외로 발견하였다. 생리학자는 신장의 혈액순환은 일정한 순로(順路), 즉 대부분의 혈액은 신장의 외피에 있는 미소한 혈관 즉 신사구체(腎絲毬體)를 거쳐서 이루어지는 것이라고 일반적으로 상상하고 있었다. 트루에타박사의 연구실은 신장은 혈액에 대해 **비상시의 우회로**, 즉 **글로뮤(glomus)**를 갖고 있다는 것을 증명하였다.

순환이 외피에 도달하는 것을 방해받을 때는 혈액은 외피를 옆길로 돌아 신장 수질

---

[35] 註; 고혈압의 원인은 불명이라고 하는 것이다.

혹은 내부의 보다 큰 혈관(=글로뮤)으로 흐른다. 그렇게 되면 외피는 혈액에 굶주려 손상된다. 그 결과,

1. 오줌의 생성이 둔해지든가 완전히 정지한다.
2. 빈혈이 된 외피는 분명히 어떤 물질(일종의 호르몬)을 분비하는데, 그것이 전신의 혈압을 높이는 원인이 된다.

「이 발견의 기준에 따라서 트루에타의 연구자들은 신장의 **외피 단락**(短絡)은 많은 갖가지의 자극제에 의해서도 생기게 될 것이라는 것을 발견하였다. 어떤 신경의 전기적 자극에 의해서도 같은 결과를 일으켰다.

중대한 출혈, 어떤 호르몬(예컨대 아드레날린)의 과량 및 포도상구균에 의해 분비된 독소의 주사에 의해서도 같은 결과가 얻어졌다. 연구자들이 생각하는 바에 의하면 이들의 자극은 모두 신장의 혈관을 수축시키는 신경을 활동적으로 만들어 혈액으로 하여금 외피에 있는 소혈관으로 부터 풀려나서 수질에 있는 보다 큰 혈관(글로뮤)으로 흐르도록 하는 것이라는 것이다.

외피에 있어서의 혈액의 부족은 점차로 혈압을 높인다. 신장의 외피에 보다 많은 혈액을 공급하려고 하는 **신체의 자동조절 작용**에 의하여)」 의사는 오래 전부터 고혈압의 어떤 종류의 것은 신장의 기능 장해에 관계가 있다는 것을 감득하고 있었다. 그들은 또 분노든가 혹은 다른 흥분도 혈압을 높인다는 것을 관찰하고 있었다. 트루에타파(派)가 실증한 것은 이 같은 생리적 현상의 일련이 고혈압을 유도한다는 것이다.

그리고 그들은 지금까지 설명할 수 없었던 고혈압의 형식, 즉 진성 고혈압으로 알려지고 **모든 고혈압의 95%를 차지하는 것이 신장에 그 원인이 있다**는 것을 시사하였다.

「그러나 신장은 방아쇠이다. 무엇이 방아쇠를 당기는가? 트루에타 일파는 **신경계통에 있어서의 충격**, 그리고 그것은 상해에 의하든가 아니면 감정적인 긴장 및 과로에 의하는 것이리라고 추측하고 있다.」

이 보고는 신장의 혈액 순환의 연구라는 이름으로 영국의 블랙웰 사이엔티피의 퍼블릭케이션36)에 의해 발행되었다. 그 속에서 트루에타 일파는 희망에 차서 다음과 같

이 선언하고 있다.

「우리는 **고혈압을 가져오는 주요 인자는 항상 중추 신경 계통의 안에 있으며 그것이 인간의 마음 그 자신 속에서도 발견**되었다.」 그리하여 이들의 발견은 진성고혈압으로 알려져 있는 상태를 완전히 이해하도록 하여 문명인을 침습하는 두려워 할 이 질환의 재앙에 대해 새로운 희망을 주는 것이다.

트루에타 및 그 일파의 연구는 **발의 고장이 신경 외피의 혈액순환을 장해하고 외피에 혈액 및 산소가 부족하게 되어 일종의 독소가 만들어지게 되고 그것이 신경 중추의 혈압 자동조절 장치를 자극하여 고혈압의 원인을 만든다**는 것이다.

그렇지만 **발의 고장이 신장 및 고혈압의 원인이고 그 예방과 치료에는 발의 고장을 고치는 일이 선결 문제**라는 결론에는 도달치 못하고 막 일보전이라는 곳에 머물고 있는 것은 유감스런 일이다.

요컨대 이것은 **현대 의학에는 분석은 있으나 이것을 종합 통일하여 인간 전체를 일자(一者)로 보지 못하는 폐단** 때문에 이렇게 되는 것이며 이런 사고방식이 일종의 형에 얽매어 이것을 탈출하지 못하고 부질없이 장래에 기대를 남겨 놓고 있는 감이 깊다.

21. 발의 구조

발의 구조에 대해 말하는 데에 있어 나는 **발의 뼈를 정신이 깃든 신경과 근육으로써 굳게 묶어 결합한 하나의 완전한 기계적 구조체**로 다루며 그 하나하나의 기능에 의해 이것을 구별하려는 것 같은 의향은 없다. 그 까닭은 이런 구별을 하는 것은 해부학의 연구자에 있어서는 유익하겠지만 해부학서를 대조하여 보지 못하는 독자로서는 거의 하등의 실익이 없기 때문이다.

사지의 진화는 태아기에 시작되어 처음에는 비교적 큰 팔다리, 예를 들면 경골의 발

---

36) Studies of Renal Circulation, 1947

달이 모여지고 점차 보다 작은 **뼈** 즉 부골(跗骨), 척골(蹠骨) 등으로 미치고 마지막에는 지골(趾骨)이 발달하게 된다.

초기의 발달 단계에 있어서는 전지(前肢)와 후지(後肢)를 식별하는 일은 불가능하다고 말해도 무방하다. 이렇게 말하는 것은 양자의 골격 구조가 거의 같이 때문이다.

궁극에 이르러서 나타나는 전지와 후지와의 차이, 자세하게 말하면 전완이나 팔굽의 **뼈**가 비교적 작은데 대해 다리나 복사뼈가 크고 무거운 것은 인간의 진화에 따르는 것이라고 말하지 않으면 안 된다.

팔이나 손은 특히 신속한 조작을 필요로 하는데 다리나 발은 특히 운동 혹은 보행에 사용되는 관계로 다리의 **뼈**는 크고 그 관절도 굳고 비교적 엉성하며 거칠게 되어 있다.

부골이라고 하는 골군의 배열을 조사해 보면 그 진화의 결정적 요인을 이루는 것은 힘의 강도라는 것이 명확하게 된다. 즉 많은 **뼈**를 결합하고 있는 강한 인대 세로의 아치 및 가로의 아치를 구성하고 있는 **뼈**의 배열은 발의 힘의 강도와 고정도(固定度)를 여실히 말해 주는 것이라고 할 수 있다.

기립 자세를 할 경우에는 몸의 무게는 다리를 통해 발에 옮겨지는 것이다. 다시 자세히 말하면 주로 체중을 지탱하는 것은 발꿈치이며 부골의 앞쪽 부위나 척골은 그 부담하는 부분이 비교적 적은 것이다.

하나하나의 **뼈**의 내부구조를 자세히 조사해 보면 수평 및 수직으로 된 **뼈**의 섬유가 벌집 모양의 그물을 이루고 있는 것을 인정할 것이다. 이것은 체중을 지탱하는데 잇어 들보의 원리에 바로 들어맞는 것이다. 예를 들면 경골의 밑바닥에서 수직으로 들보가 복사뼈관절까지 이르고, 거기서 둘로 갈라져 그 하나는 다소라도 같은 수직면을 따라 발꿈치를 이루는 **뼈**에 이르고 다른 하나는 점차 앞쪽으로 나가서 마지막에는 발의 모든 **뼈**를 세로로 관통하는 구조와 결합되어 있다.

이들의 들보는 모든 **뼈**를 거의 직각으로 가로 지르고 있는 것이며, 다대한 압력이 주어질 경우라도 조금의 불편도 없이 이것을 지탱하고 또 **뼈**의 각각 가른 별개의 운동을 필요로 하지 않는 것이다. 하나하나의 뼈가 거의 움직일 필요가 없는 것은 더욱 다음의 사유(事由)에 의하는 것이다.

즉, 그것은 매우 강대한 인대가 이들의 뼈를 결합하여 바른 위치를 가도록 발이 아치를 떠받치고 있는 사실이다.

그러면 다음으로 발가락의 뼈에 대해 고찰해 보기로 한다.

우리들은 엄지발가락이 다른 발가락과 두드러지게 다르다는 점에 크게 놀랄 것이다. 그 이유는 서고 걸을 때 체중은 주로 안쪽으로 전해지고 나중에는 이 뼈를 따라서 옮겨져 가지 때문이다. 따라서 그 맡은 일이 다대하기 때문에 엄지발가락은 다른 것과 비교가 안될 만큼 크기와 강도를 증가하고 있는 것이다.

아마도 우리들은 5개의 발가락 대신에 하나의 큰 발가락만을 갖는 시대가 올 것이다.

발과 다리와의 관련을 갖는 관절 중에서 가장 강대한 것은 복사뼈관절이다. 발에는 고장이 일어나는 일이 많다. 그런가하면 중상을 입는 것 같은 일은 극히 드문 것이다. 그것은 뼈를 결합하고 있는 것 같은 인대가 대단히 강하기 때문이며, 때로는 탈구(脫臼)가 되기도 하지만, 가장 많은 것은 삐는(捻挫) 일이다.

삔 것을 그대로 두면 때로는 만성관절염이 되기도 하고 환부는 수종(水腫)을 일으키게도 될 것이다.

이 삐고 붓는 것(捻腫), 즉 뼈관절염을 일으키는 곳을 빈도의 순으로 말하면,

1. 경골 부골의 결핵성 뼈대(骨體) 뼈관절염
2. 앞부골의 대관절선(大關節線) 즉 쇼파이르씨관절(中蹠關節), 투자골, 설상골관절, 리스프랭크씨관절(부골 척골관절)의 결핵성 뼈대 뼈관절염
3. 거골 아래의 결핵성 뼈대 뼈관절염
4. 부골의 작은 앞(小前)관절선의 결핵성 뼈대 뼈관절염 등이며 이것을 가장 간단히 설명하면 왼발의 은골 거골 주상골 투자골 부근에 염증이 있으면, 오른발의 척골 아래의 수종을 일으키는 따위이다. 수종은 주로 관절의 앞쪽에 나타나지만, 때로는 발꿈치의 뒤를 지나는 은골건이라고 하는 큰 건의 어느 쪽엔가 나타나는 수도

있다.

결핵 체질인 때 등에는 관절도 또 결핵균에게 침범 당하므로 이런 경우에 때로는 외과 수술을 필요로 한다고 하지만 항상 내가 주장하는 **냉온욕, 단식 요법, 풍욕, 식양법(食養法) 등을 주로 하는 니시의학 생활을 실행하여 숙변을 배체하고 니시보건 요양 6대 법칙의 제4인 모관 운동에 주력을 기울일 때는 이것을 방지할 수가 있다.**

복사뼈관절에서 가장 잘 일어나는 골절은 「풋트씨골절」인데 이것은 실은 경골에 평행하여 결합된 조금 가는 뼈 즉, 비골이 편평족을 방치한 결과 절단되고 있는 것임에 틀림없다.

좋은 발을 유지하는데 있어서 최대 요인을 이루는 것은 다리 및 발의 근 특히 발에 작용하는 다리의 근이 좋은 긴장력을 갖고 또 잘 발달되어 있는 것이어서, 앞쪽 뒤쪽 및 옆쪽에 있는 모든 근은 서로 결합하여 활동하는 것이다. 앞쪽 근군(根群)에 속하는 4개의 근은 다리의 뼈를 수직의 위치로 고정하고 복사뼈관절을 보강하는 것이 그 직무이다. 뒤쪽 근군에 속하는 7개의 근도 역시 뼈를 수직으로 유지케 하는 것을 직능으로 하는 것인데, 다른 면에 있어서 제1군의 모든 근과 함께 활동하여 발의 아치를 유지하고 보행이나 혹은 발끝으로 설 때의 보좌를 하는 것이다.

옆쪽의 근군은 2개나 있는데 그 하나는 발의 아치를 유지케 하는 것이며 그 성질로 말하면 매어다는 줄 같은 작용을 하는 것이라고 할 수 있다.

따라서 이들의 근이 심하게 비뚤어지면 근육의 허약 정도에 따라 여러 가지 모양의 기형족으로 되기 쉬운 것이다. 다리의 근을 넣어서 발 그 자체에는 18 줄기의 근이 있는데 어느 것이나 특수한 직능을 갖추고 있어서 발가락의 굴신, 보행, 구보 발끝으로 서기 및 기타의 발의 운동 시에 다리의 여러 근을 보좌하고 있다.

근이 약해진다든가 혹은 긴장력을 잃는다든가 하면 인대는 근으로부터 받는 지탱이 없어지게 되는 셈이어서, 그 결과로 인대는 짧아지든가 혹은 늘어나든가 하여 뼈를 파악하는 힘을 잃게 될 것이다. 이렇게 되어 이완된 뼈는 점점 정위치에서 벗어나게 되고 뼈의 구조는 그 자체도 역시 부정한 위치 때문에 기형화되어 가는 것이다.

땀에 분포하는 혈관 및 신경은 그 행정중(行程中)에 있어서 근과 밀접하게 관련하고 있다. 따라서 근의 작용에 알맞지 않으면 근육의 주위에 있는 혈관 및 신경은 활력을 잃게 될 것이다. 이리하여 근에 대한 영양의 공급도 저해되게 되고 다시 나아가서는 근의 긴장력도 또 없어지게 되어 적정한 직능의 수행을 불가능하게 될 것이다.

22. 정상적인 발

인간의 발은 두 개의 방향으로 굽어져 소위 세로의 아치와 가로의 아치를 이루고 있다. 후자는 발의 앞 부위에 탄력을 주는 것으로서 외과적으로 말하자면 전자처럼 중요하지 않다. 전자 즉 세로 아치가 편평하게 되면 소위 편평족을 만들게 된다.

발은 해부학상으로 보면 삼각대를 이루고 있다. 즉, 뒤꿈치 제1척골의 머리 부위 및 제5척골의 전체로서 이루어지는 삼각대인 것이다.

아치의 뒤쪽 받침점(支點)은 은골로 되는데 앞쪽 받침점보다는 짧고 또 수직에 가까운 것이다. 이에 대해 앞쪽 받침점은 2개의 부분, 즉 앞쪽의 안쪽 부위(주상골, 제1설상골 및 제1척골)로 되어 있다. 이들의 앞쪽의 안쪽 부위를 이루는 여러 뼈는 기립할 경우, 지면을 떨어져 위로 솟구쳐 있으며 그 정도는 사람에 따라 차이가 있다.

해부학 책을 열어 보면, 모든 척골의 머리는 은골과 동일 평면에 있지만 제5척골의 결절만은 그렇지 않다는 것을 알 수 있다.

내 생각으로는 발은 원래 가장 교묘하게 설계되었던 것이 아닐까 한다. 즉, 제5척골의 양쪽 끝이 지면에 닿고 있는데 이것은 머리 부위만이 지면에 닿을 경우보다 훨씬 안정된 옆쪽 지주를 가히 구성하고 있다고 생각 한다. 더욱 또 중앙의 제3척골의 머리 부위는 제1 및 제5 척골의 머리 부위와 더불어 궁형을 이루고 있지 않으면 안 된다. 따라서 양쪽의 발을 서로 붙여서 맞추면, 완전한 궁륭(穹窿)이 만들어지고 바깥쪽 아치에 의해 투자골 아래에 간격이 만들어져 있는데 불과하다.

소수의 외과의사는 앞쪽 아치의 존재를 부정하고 있다. 그 까닭은 뒤꿈치 높은 구두를 신는 결과, 중앙의 제3척골이 아래로 옮겨져 있는 경우가 많기 때문이다. 그렇지만 어린이의 발을 보면 이러한 아치가 있었다는 것이 분명하다.

발은 모든 방향으로 아치상(狀)을 이루어 완전히 가운데가 반 스프링을 구성하고 있어서 모든 척골이 같은 평면상에 있을 경우보다도 유효한 충격 흡수 장치로 되어 작용하는 것이다.

세로의 아치는 자동차의 차틀(車臺)에 쓰여지는 반타원상 스프링에 비유 할 수 있을 것이다. 그러면서도 세로의 아치는 다시 이것보다도 교묘히 설계되어 있다는 것을 잊어서는 안 된다. 즉 체중은 아치 혹은 스프링의 머리위에 부단(不斷)히 걸려 있는 것은 아니고 그것은 발에 가해진 진동 또는 충격에 대해 발이 튕기지 않으면 안 될 경우에 불과한 것이다.

엄지발가락의 배(腹) 즉 족구(足球)는 자동차에 사용하는 보덴, 와이어 기구의 스톱과 같이 작용하는 것이다. 만일에 스톱이 적절하게 조정되지 않다면 보덴 와이어도 그 효과를 발휘하지 않을 것이다. 그와 같이 족구가 뒤꿈치로부터 너무 떨어져 있으면 발의 충격 흡수 장치로서의 효과는 나타나지 않게 된다.

우리들의 발이 정상인 경우는 중력이 발꿈치 부분에서 두 개의 아치로 분력(分力)되지만 발에 맞지 않는 구두를 신으면 체중의 연직선(鉛直線)은 아치의 꼭대기를 향하여 뒤꿈치의 약간 앞쪽에 떨어지고 더 뒤꿈치가 높은 구두 즉 하이힐을 신을 경우에는 뒤꿈치의 한층 더 앞쪽으로 떨어지게 될 것이다.

그런즉 뒤꿈치가 붙은 구두를 사용하기 때문에 경골과 이루는 각도는 축소되니까 발의 모양에 변화가 와서 영아나 고대 그리이스의 입상(立像)에서 보는 것보다는 발의 뒤꿈치가 뒤쪽으로 나가 있지는 않다. 다음 그림은 이 관계를 설명하는 것이다.

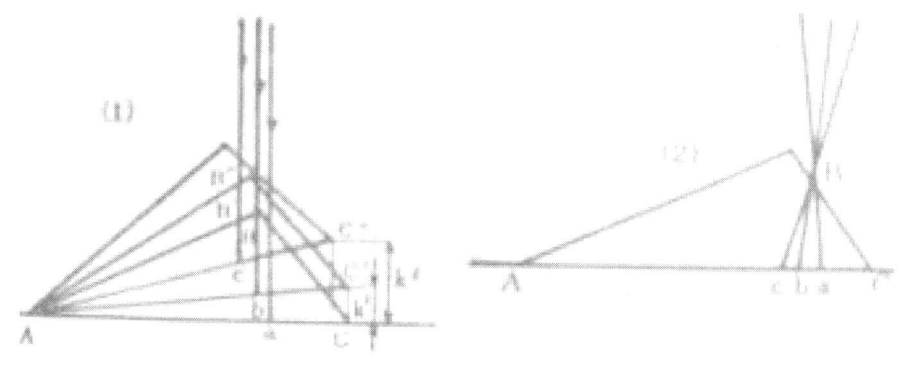

뒤꿈치의 작용 설명도

(1)에 있어서 AB는 바닥면(床面)이고 ABC가 발의 아치이다. 이 경우 뒤꿈치가 직접 바닥면에 닿게 선다면 경골의 연직선이 바닥면에 내리는 점까지의 거리이다. 만약에 이 사람이 K_1인 뒤꿈치가 붙은 구두를 신으면 발의 아치는 AB′C′의 위치가 되고, 이때의 경골의 연직선이 발바닥면을 통과하는 점을 b라고 하면, bC′는 이점과 뒤꿈치 중심과의 거리가 있다.

그리고 경골의 연직선이 발바닥면(蹠面)을 지나는 점은, 뒤꿈치가 높아질수록 뒤꿈치 중심에서 발끝 쪽으로 가까워지고 뒤꿈치에 걸리는 힘은 작아지지만 발끝에 걸리는 힘은 커지고, 동시에 AB인 아치의 윗면의 골격에 걸리는 압축력은 현저하게 커진다. 그리하여 발바닥 앞 부위(蹠先部)와 발등(足甲)에 염증을 일으키기 쉽게 된다. 전자는 모르톤씨병이고 후자는 컬러씨병이다.

이 관계를 명백히 하기 위해 같은 그림(2)를 만들었다. 이 그림에서 보는 것처럼 K_1인 뒤꿈치가 없는 경우의 같은 거리 aC보다 크고, 더 높은 K_2인 뒤꿈치를 갖는 구두를 신을 때의 cC는 bC보다 크다는 것이 분명하게 되는 것이다.

이것에 의해 지나친 하이힐은 발을 손상한다는 것을 알지 않으면 안 된다. 더욱 하이힐의 해는 이것뿐만 아니라 요추를 앞으로 굽게 하고 선골을 앞쪽으로 기울게 하여 골반내의 장이나 부인생식기(자궁 등)에 대한 그 받침을 방해 한다. 그리하여 내장하수 자궁후굴 등의 병을 일으키기 쉽다.

하이힐을 사용하면 발끝에 걸리는 힘이 커져서 발가락은 쏠리고 발바닥은 옆으로 넓어지지 않으면 안 된다. 이런 것 들은 여성에게 갖가지 장해를 일으키지 않을 수 없다. 불임증, 월경이상, 난산 등은 당연히 예기해야 할 것이다. 그러므로 하이힐을 신는 여성은 가정에 있어서는 되도록「건강 나막신」또는「불로(不老)의 주(珠)」를 사용하도록 권장하고 싶은 것이다.

또 하이힐을 신으면 발의 앞쪽에 걸리는 힘이 커지므로 발등이 아픈 경우도 많을 것이다. 이런 것은 평상시에 모관 운동에 주력하고 어떤 기회에 동통이 생기면 7승온랭 찜질, 토란고약 또는 겨자찜질을 하여 빨리 고쳐두지 않으면 안 된다. 어떻든 아침저녁 1, 2분간의 모관 운동은 이런 것을 예방하게 될 것이다.

하이힐은 이와 같이 발의 정상을 해하는 것이므로 극력 피하는 것이 좋으며 만일 사용한다면 주의를 지키지 않으면 안 된다.

정상적인 발에 있어서는 엄지발가락은 나란히 나가고 모든 발가락은 똑바로 앞쪽으로 향해야 한다. 따라서 발의 내측은 사실상 수직이고 엄지발가락에서 바깥쪽 및 뒤쪽으로 뻗치고 뒤꿈치의 내측과는 얼마쯤 격리되어 있다.

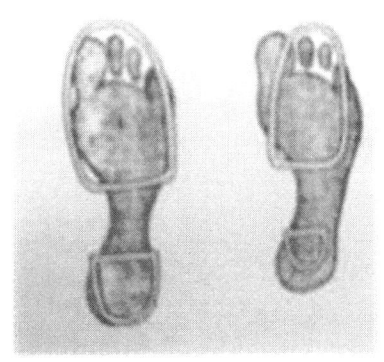

발에 맞는 구두   뒷축이 높은 구두

이러한 배치는 여러 가지 효과를 갖는 것이다. 즉, 첫째로 발의 앞쪽 부위를 격리하지 말고 뒤꿈치를 서로 붙이고 체중을 고관절에서 뒤꿈치로 옮겼을 경우 옆쪽이 불안정하게 되는 경향이 있는데, 위에 언급한 배치라면 이 경향을 상쇄시켜 버리는 것이다. 둘째로 안쪽 복사뼈 혹은 잘 발달한 비장근(腓腸筋)의 찰상(擦傷)을 막는다. 셋째로는 엄지발가락을 나란히 되게 하고 걸을 때에는 발의 온 길이를 사용케 하는 것이다. 이런 것은 뒤꿈치 높은 구두를 신는 성인의 거의 9할에서 볼 수 있듯이 발이 밖으로 틀어져 가지고는 바라기 힘든 것이다.

일반적으로 믿고 있는 바에 의하면 자연은 우리들의 발을 직접 앞쪽이 아닌 바깥쪽으로 향하도록 마련했다고 말한다. 그렇지만 이 설이 잘못인 것은 유아, 단거리 선수, 도약 선수, 토르소37) 및 그리스의 고대 입상을 보면 일목요연한 것이고, 어느 것이나 그 엄지발가락의 내측은 나란히 가고 발의 능률과 외관의 미를 겸비하고 있다.

농부는 뒷밭이 거의 찰상(擦傷)될 것 같이 된 말을 좋아하는 모양이다. 그 까닭은 이런 말일수록 견인력이 극히 크기 때문이다. 몸을 정지하고 있는 경우에는 탄성 받침줄보다도 고정 받침줄 쪽이 좋다는 것은 말할 필요도 없을 것이다. 발의 골격을 조사해 보면 자연이 이 법칙을 실천하고 있는 것이 보이는 것이다. 즉 발의 모양새를 보다 견고하게 하고 서있을 때에 뒤꿈치를 도와서 탄성을 주어서 운동에 알맞도록 하고 있다.

서는 자세일 때는 체중은 고관절 및 무릎을 통해 거골(距骨)의 관절면에 전해지고 거골의 실체를 관통하여 은골에 내려지고 있다. 은골에는 돌기가 있어서 거골을 떠받치고 있으며, 체중은 다시 거기에서 투자골을 통해 제5척골로 간다. 그리고 제4척골은 그 뒤쪽 끝에 상당히 솟아오른 결절을 갖추고 있어서 체중을 떠받치는 데에 알맞게 되어 있다.

섰을 때에는 이 뒤꿈치와 제5척골이 필요로 하는 토대를 제공하는 것이어서 엄지발가락과 족구38)와는 땅에 닿고는 있지만 체중은 거의 여기에는 걸리지 않는다. 뒤꿈치에는 족구보다도 두터운 장치가 마련되어 있어 체중을 떠받치기 위해 은골 및 제5척골에는 더 무겁고 두터운 돌기를 마련하고 있다. 원래 족구는 부단의 압력을 받는 장치로는 되어 있지 않은 것이다.

만약에 조화의 신이 무거운 체중을 항상 떠받치는 것으로서 4개의 강고한 지탱물을 준비하여 각각 두 개를 가장 적당한 위치, 즉 뒤꿈치에 비치하고 있었다고 하면, 무엇 때문에 제1척골이나 지골(趾骨)관절과 같은 관절을 필요로 하겠는가? 만약에 발

---

37) 토르소 ; Torso, 머리나 손이 없는 몸통 뿐인 모양의 조각상
38) 족구(足球) ; 엄지발가락의 배(腹)

의 아치의 정점에서 부단히 체중을 지탱하도록 해도 아무 이익도 가져오지 않을 것이고, 또 만약 자연의 의도가 그랬다고 하면 발의 아치는 더 중후하고 강고한 구조를 이루어야 될 터이다. 의당히 그렇다면 운동의 경쾌성, 빠름, 탄복성은 희생이 될 것이다. 그리하여 체중이 발의 아치의 정점을 벗어나 가장자리 쪽으로 가깝게 내려질수록 아치의 정상(頂上)은 덜 변하고 덜 비뚤어질 것은 말할 필요조차 없을 것이다.

조화의 신은 섰을 때의 체중을 아치의 정상으로 지탱하지 않고 뒤쪽의 거의 수직에 가까운 부위에 의해 지탱하려고 기도하고 있는 것이다. 해부학 교실이나 해부학서에서 볼 수 있는 발은 결코 정상의 발이 아니다. 그것은 뒤꿈치가 높은 구두를 상용한 발이든가, 잘못 앉는 습관으로 이상을 일으킨 결과 구조에 변화가 생긴 발인 것이다. **뒤꿈치는 원래 섰을 때의 온 체중을 지탱하도록 설계되어 있는 것**이다. 따라서 우리들은 이 완전한 기구를 저해하는 것 같은 어리석은 짓을 할 바가 아니다. 또 뒤꿈치는 다른 것으로부터 저해 당하지 않는 한 극히 능률적으로 작용하는 것이지만, 그 기능을 손상하는 것과 같은 기계적 불리(不利)가 가해진다면 그 효율은 쉽게 줄어져버릴 것이다. 신장 6피트(183cm)인 사람이 1인치(2.54cm)정도 뒤꿈치를 높였다고 하여 아무렇지도 않을 것이라고 생각할는지 몰라도 우리들은 섰을 때 온 체중을 한 발로 지탱하고 그것이 피로해질 때 비로소 다른 발로 바꾸는 것으로 한다.

168파운드(76.2kg)의 중량은 길이 6인치(15.2cm)의 아치 즉 스프링으로 지탱할 경우 스프링의 한쪽 1인치 높고 낮은 것하고는 그 결과에 현저한 차이가 있는 것은 말할 필요도 없다. 발의 아치의 떠받치는 힘은 근의 강약에 의하는 것이며, 그것은 기운이 좋을 때의 걸음걸이와 지쳤을 때의 힘없는 발소리가 실증하고 있다.

발꿈치가 1인치 높아진다는 것은 그만큼 발끝에 걸리는 점의 무게가 느는 일이고 비장근이 그만큼 펴지지 못한다는 것이 되며 따라서 크고 작은 장미 정맥에 충분한 펌프 작용이 주어지지 않아서 그곳에 울혈이 생기는 것이다.

그러니까 이런 상태에서 **피로를 적게 하는 걸음걸이는 뒤꿈치를 되도록 지면에 붙여두는 것 같이 걷는 일**이다. 그러면 다리 뒤의 모든 근은 펴지고 정맥관은 충분한 펌프작용을 하게 되므로 다리의 혈액 순환은 왕성하게 되고 피로는 적게 되는 것이다.

발은 중량을 떠받치는 다른 경우의 삼각대와 같이 떠받치는 3점 중에서 그 한 점이 높아지면 다른 2점에는 여분의 중량이 걸리므로 뒤꿈치가 높아지면 체중의 중심선은 앞쪽으로 옮겨져 아치의 중앙에 더 많은 무게가 걸려서 아치를 편평하게 하려 한다. 그러나 발끝 쪽을 들면 체중의 중심선은 뒤꿈치에 가까워지므로 발끝의 제1척골, 지골 관절은 쉽게 들리고 그리고 그 무게는 아치의 정점에서 후퇴하므로 이것을 편평하게 하지는 않는다. 물론 이것은 정상적인 성인의 발에 관한 것이고 유아의 발과 같이 자라고 있는 발은 그 구조가 취약하므로 뒤꿈치 높은 구두를 신겼을 경우 제1척골, 지골 관절은 여분의 짐을 지게 된다.

그리고 발전체가 그 장축을 중심으로 안쪽으로 회전하여 발의 바깥쪽이 내려드려(下垂)되므로 일반적으로는 구두의 바깥쪽이 더 닳게 되는 것이다. 붕어 운동 때에 다리를 쭉 펴고 발목을 젖힐 때에 발의 바깥쪽이 하수되어 발바닥 한 평면을 이루지 못하는 이유가 되기도 하는 것이다.

23. 발을 침범하는 양대 질환

발의 병에 대해서는 모르톤(Morton), 퀠러(Köler), 소오렐(Soarrel), 엘버트(Albert) 등 32명의 연구자가 나와서 각각 그 연구자의 명칭을 붙인 병이 기록되어 있다.

모르톤씨병이라고 하는 것은 척골과 지골 사이의 염증에 붙인 이름이며 연구자는 미국의 모르톤이고, 퀠러씨병은 주상골과 설상골 사이의 염증, 소오렐씨병은 경골과 거골 사이의 염증이고 앨버트씨병은 아킬레스건 부위의 동통을 말하는 것이다.

이 4개의 질병은 발의 병중에 대표적인 것인데 그중에서도 모르톤과 소오렐은 특히 중요한 것으로 이 두 가지가 발의 온 질병을 대표하는 것이라고 할 수 있다.

크루이프는 리더스 다이제스트에「몇 백만인지도 모르는 많은 사람들을 흔히 괴롭히는 발의 병이 있지만 지금까지는 이 병의 성질을 충분히 이해할 수가 없었기 때문에 오랫동안 그 치료 방법이 없었다. 그 증상은 갖가지여서 피로감, 열감 그리고 참기 어려운 동통에 이르기까지 여러 가지이다. 때로는 넓적다리에 경련을 일으키고 또 요통의 많은 원인이 되어서 노동에도 견딜 수 없게 된다.

나도 오래 동안 이런 질병에 고민하는 한 사람이며 편평족에 유효하다는 저 강철제의 판을 구두 속 바닥에 넣어 보았지만 조금도 고통이 경감되지 않았다. 그 때에 나의 친구가 모르톤 박사에게 소개하였다.

박사는 간단한 가죽깔개를 구두 속에 넣어 주었다. 그 때부터 7년간 수 Km씩 걷고 있어도 조금도 고통이 없었다.」라고 쓰고 있다.

모르톤 박사는 40년간 발의 연구를 계속하고, 1911년에「인간의 발은 대단히 복잡한 것이며 그 역학적 해석은 불가능하다」라는 의학 논문을 보고 흥분하여 제1차 세계대전에 종군했는데 징병검사에서 발의 고장을 발견하는 방법이 없는 것을 알고, 발에 관한 의학 문헌을 찾아보았는데 결국「발이란 다만 걷는 도구에 불과하다」라고 생각되고 있는 것을 찾아 낸 것뿐이었다.

박사 자신도 정형외과의사임에도 불구하고 발의 구조와 작용 그리고 역학적 이론에 무식한 것을 알고 그 후 5년간 발의 연구에 몰두하여 드디어 **「발은 우리들이 직립하고 또 걸을 때 강력한 지렛대로서 작용하는 것, 그리고 이 목적을 달성하기 위한 골격, 근육, 건, 혈관 그리고 신경이 교묘하게 구성되고 분포되어 있다.」**는 것을 규명하여 발에 관한 세계적인 권위자가 되었다.

사람들에게 흔히 있는 병은, 제1척골이 짧아서 그가 당연히 부담할 힘을 제2척골에게 전가시키기 때문이라는 것을 알게 되었다. 이것이「모르톤씨증후군」이라는 이름으로 불리게 된 것이다. 이에 대한 모르톤 박사의 대책은 간단한 것이었다. 즉 제1척골의 아래쪽에 두꺼운 가죽깔개를 구두에 사용하는 것이다.

제2차 세계대전 중에 있어서도 많은 병사가 모르톤씨증후군으로 복무 무능이었는데 이것들이 모르톤식 보조 가죽깔개로 교정하게 된 것이다. 그것은 어떻든 발에 대한 그간의 나의 연구에 의하면 모르톤씨증후군 즉, 모르톤씨병을 앓는 사람에게는 반드시 다른 쪽 발뒤꿈치의 동통 즉 소오렐씨병을 발견하게 되는 것이다.

이것은 예컨대 오른쪽이 모르톤씨병인 때에는 그 동통에서 보호하기 위하여 왼쪽발의 뒤꿈치 부위에 여분의 무게가 작용하여 여기에 염증을 일으키는 것이다.

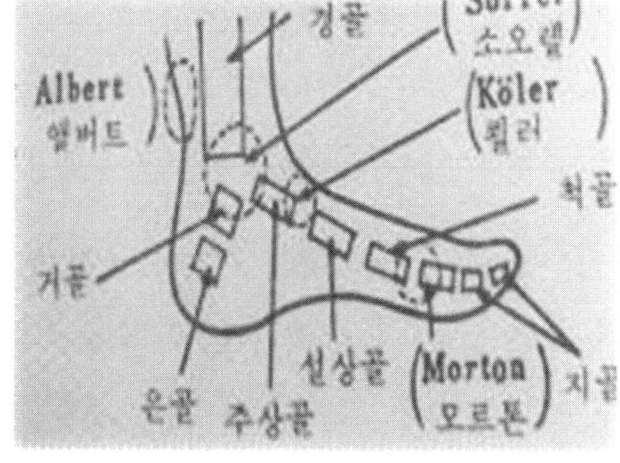

발을 침범하는 여러 가지 질병

그렇게 되면 또 이것을 감싸기 위해 오른쪽 다리의 무릎관절에 반사되어 여기에 동통을 느끼게 된다. 말하자면 무릎이 시큰시큰 아프게 되는 것이다.

다음에 이것은 왼쪽 허리 아래 부위에 미친다. 그리고 이것은 오른쪽 간장 부위에 이르고 그 다음에 왼쪽 아랫가슴 부위, 다음에는 오른쪽 윗가슴 부위, 그리고 왼쪽 어깨 부위, 오른쪽 인후부를 거쳐서 끝내는 왼쪽 두정부에 달한다. 이것을 도해하면 우측의 그림과 같다.

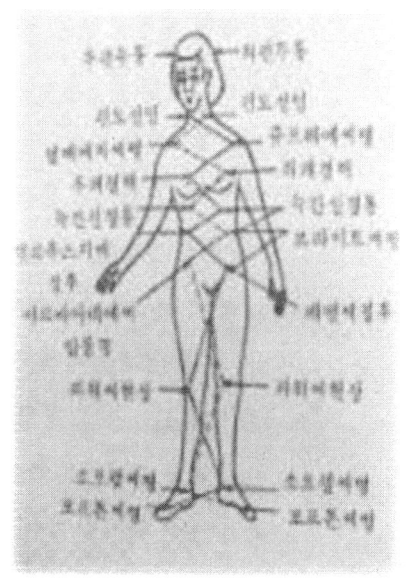

신체 고장의 전달도

24. 질병은 약점에 집중한다

만약에 여러분의 신체에 어딘가 약점이 있으면 그 곳에 이 발의 반사는 집중한다. 이렇게 되는 것은 여러분이 다음의 실험을 해 본다면 바로 분명하게 될 것이다.

다음의 그림에서 (1)과 같은 AB인 막대가 있다고 하자. 대나무도 좋고 쇠막대라도 좋다. 그 단면이 하나같고 그 재질이 균등한 경우 이에 힘을 주어 굽히면 흡사 (2)처럼 전체가 같은 모양으로 굽어진다. 이 때 그 길이의 어느 부분을 지적해도 균등한 힘이 걸리고 있는 것을 나타낸다. 이런 것은 마치 신체의 어느 곳에도 고장이 없고 전체가 균제된 발달을 하고 있는 경우이다. 이런 신체는 얼핏 보아 약한 것같이 보여도 그다지 큰 병도 없고 풍전세류(風前細柳)처럼 장수(長壽)를 잘 유지하는 것과 흡사하다. 그런데

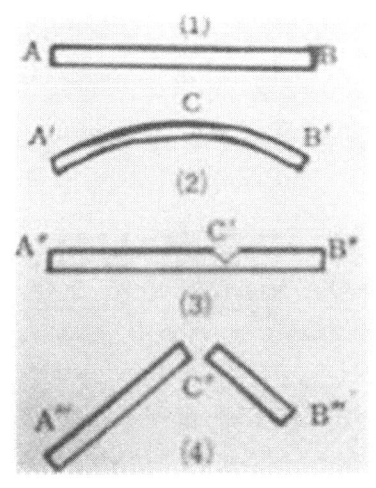

반사 집중 설명도

만일 막대 길이의 일부, 예컨대 C′점에 하나의 흠을 내어 보자. 이것은 (3)에 보이는 바와 같다. 이렇게 한 막대를 굽혀 보면, 그 흠의 대소에 따라 약간의 차는 있지만 결국 (4)에 보이는 것처럼, 그 약점이 있는 곳에서 극도로 굽혀지고 다른 부분은 별로 굽어지지 않는다. 즉, 굽히는 힘은 C″점에 집중되어 그 곳이 전체의 희생이 되고 다른 부분은 거의 아무렇지도 않다.

신체의 경우도 같은 이치로 발끝의 고장이 지그재그형으로 반사되는 중 어딘가 결점이 있으면 그곳에 고장이 집중되어 그곳에 병이 나는 것이다. 몸이 얼핏 약한 것 같이 보여도 약한 사람은 약한 대로 강한 사람은 강한 나름으로 균등한 한 발끝의 고장은 전신에 균등하게 분사 흡수되어 두드러진 고장이나 질병을 일으키지는 않는다.

25. 건강은 심신의 균제에 있다.

내가 처음 낸 저서 『니시식 건강술과 촉수 요법』편에서 심신의 조직을 균제하게 하면 스스로 무병식재(無病息災)가 된다는 결론을 끌어 낸 것은 이상의 이론과 근본이다. 나는 실로 동서고금의 요법 363가지를 실지로 연구해 보고 다시 이것들을 하나하나 생리학적, 심리학적, 물리화학적으로 음미하여 보면서 나의 건강을 회복하는데 적당하다고 인정되는 것은 하나도 없었다.

물론 그 하나하나는 반면(半面)의 진리를 포착하고 있는 듯하지만 어느 것이나 한쪽으로 치우쳐 있어서 그대로 무조건 받아들일 바는 아니었다. 그래서 여러 가지로 연구한 결과 「**심신의 세포 조직을 호모제니어스(균제)되게 하면 자연히 심신의 이퀼리브리엄(平衡狀態)이 유지되어 무병식재가 된다.**」라는 결론에 도달하여 재래의 건강법의 장점을 채택하고 단점을 버리고 하여 하나로 짜낸 것이다.

즉 심신의 어디라고 꼭 집어서 특별히 나쁜 데도 없는 동시에 어디라고 특별히 좋은 데도 없는 **균제 된 조직, 내장 기타를 소유하는 것이 무병식재를 즐길 수 있는 길**이다. 종래의 건강법이 그 사람들의 그 때의 상태로는 적합한 것이어서 어느 것이나 그 건강을 회복 할 수 있었겠지만 그것은 다만 반면의 진리 만이므로 이 반면의 진리를 강행함으로써 일단 그 약점이 교정되고 호모제니어스로 된 몸이 그 방법이 지나쳐서 이번에는 그 **약점이 강점으로 되어 도리어 균제를 깨고 또 새로운 질병을 생기게 하는 것**이다.

예를 들면 오까다식 정좌법(靜坐法)은 배에 힘을 넣는 방법인데 당시의 사람들 특히 오까다씨와 같은 산과잉적(酸過剩的) 체질에 대해서는 배의 운동은 미주신경을 자극하여 체액을 알칼리성으로 기울어지게 함으로써 여기서 체액은 중화되고 건강이 회복되는 것이다.

그리고 이 방법이 자기에게 둘도 없는 건강법이라고 맹목적으로 믿고 지나치게 강행한 결과 끝내는 알칼리성 체질이 되어 알칼로지스적 질병을 유발하게 된다.

예를 들면 여기에 육식 과잉으로 인해 고혈압에 고생하는 사람이 있다고 하면, 그 사람이 친구나 또는 의사의 권유에 따라「당신은 육식을 끊고 생야채식을 하는 것이 좋다」라는 말을 듣고 그것에 따라서 야채식을 시작하면 점점 경쾌하게 되어 끝내는 고혈압을 극복할 수가 있다.

그러면 자기체질에는 야채가 알맞구나 생각하고 다음에는 육식을 아주 끊고 야채식만 하게 되면, 드디어는 알칼로지스 질병 즉 위산과다로부터 위궤양이 되고, 나중에는 암종(癌腫)이 되어서 쓰러지는 예가 적지 않다.

이런 사람들은 고혈압을 야채식으로 극복할 수 있었다면 그 다음에는 그 사람의 연령, 직업 및 환경에 적합한 정상적인 식사로 바꿔야 하는 것이다. 아치도시스는 한편의 극단이다. 그것을 중정(中正)으로 돌이키는 데는 알칼로지스를 사용하지 않으면 안 된다. 그러나 일단 중정으로 돌아가고 나서 거기서 더 나가면 알카로지스는 반대쪽의 극단으로 나아간다.

마치 굽어진 막대를 바르게 하는 데는 이것을 중정의 꼿꼿한 위치까지 돌이켜서는 바르게 펴지지 않는다. 그렇지만 이렇게 굽히기를 계속하면 도리어 반대의 방향으로 굽은 막대가 되어버린다. 결국「뿔을 고치고 소는 죽인다」는 격이 아닐는지 모른다. 그러므로 종래의 건강법은 그 장소에 적합한 때에 응용하면 상당한 효과는 있을 것이다.

그러나 그것이 중정으로 돌아온 때는 그 방법을 그치고 **중정의 바른 방법** 즉, 니시의학 건강원리가 지도하는 방법을 해야 한다. 지금은 니시의학이 성립되어 있으니까 처음부터 미혹되지 말고 니시의학의 방법에 의한다면 지나칠 염려도 없고 올바른 건강 즉 무병식재를 쉽게 얻을 수 있을 것이다.

26. 강점이 약점

신체의 각 부위가 평등하게 발달하여 어디에도 두드러지게 강한 곳이나 약한 곳이 없는 경우는 발바닥의 고장으로 생기는 역학적 불균형은 전신에 같은 모양으로 분산 되므로 어떤 곳에 두드러지게 고장을 일으키지 않고 병에도 이르지 않게 된다.

이런 이치는 또 전신이 똑같이 튼튼하게 되어 있을 때에도 같다는 것은 말할 필요도 없다. 그런데 만일에 **신체의 일부가 특별히 튼튼하게 되어 있든가 또는 특별히 약하게 되어 있을 때는 발바닥의 고장에 의해 생기는 영향이 그 부위에 집중하게 된다.**

특히 약한 부위에 고장이 난다는 것은 알 수 있지만 강한 부위에 그것이 집중된다는 것은 납득이 안 갈지도 모른다. 그러나 다음의 비유로 충분히 이해가 갈 것이다.

가마 같는 멜 것을 메었다고 하자. 만약에 그 메는 사람이 전부 같은 신장이고 그 강한 정도도 모두 같을 때는 가마의 무게는 모든 사람에게 평등하게 분배되어 고르게 피로도 적고 오래 계속 될 수 있지만 그중의 한 사람이나 두 사람이 특별히 키가 크고 강하면 가마의 중량이 키가 큰 한 사람이나 두 사람에게 집중하여 걸리게 된다. 그러면 큰 무게를 오래 지탱할 수가 없고 얼마 못가 피로해지고 약해지게 된다.

결국 강한 곳이 약점이 되어서 그 곳에 고장이 일어나는 것이다. 그리고 키가 작고 약한 사람들은 키가 크고 튼튼한 한 사람이 가마의 온 무게를 메게 되므로 별로 피로 하지 않게 되는 것이다. 결국 강한 곳이 먼저 아프게 되는 것이다.

27. 사람의 강약은 체모로 안다

프랑스의 마크 올리브박사는 체모학(體貌學)의 권위자인데 박사는 사람의 체모를 호흡형, 소화형, 근육형, 외형 및 이들과의 혼합형으로 분류하였다. 그의 저서 『체모학

(Les Jemperament)』에서 「체모학을 모르는 의사는 점점 의사 사이에서 낙오될 것이다.」라고 강조하고 있다.

체모학이라는 것은 사람의 안모(顔貌), 체형, 자세, 비수(脾髓39)), 보행, 동작, 색택(色澤), 표정 등에 의해 그 사람의 기질, 결함, 장점, 앓고 있는 질병, 장래 걸리지도 모르는 병 등을 관찰하는 것이다. 예를 들어 안모에 대하여 말하면, 호흡형의 사람은 관골이 튀어나오고 기질은 바르며 분투적이고 코로 숨을 쉬는 것이 거칠다. 이것은 호흡형은 호흡기가 발달하고 있는 것이므로 자연히 그렇게 되는 것이다. 소화형은 턱뼈(顎骨)가 부픈 형이고 근육형은 근육이 융성한 형, 뇌형은 넓은 이마를 갖는 형이며 그 얼굴 모습은 다음 그림에 표시하는 것과 같다.

   호흡형   근육형   소화형   뇌 형

기본 체모 그림

이 네 개의 형은 얼굴을 3분하여 관찰하는 것인데, 그림과 같이 호흡형은 관골이 튀어 나오고 아래위로 좁아져 있으므로 마름모를 하고 있고, 소화형은 턱뼈가 크고 위쪽으로 좁아져 있는 삼각형이고, 근육형의 사람은 얼굴이 네모져서 보이고 뇌형은 머리쪽이 크고 아래쪽이 좁아진 삼각형이다. 물론 이것은 순수형의 이야기이고 일반적으로 혼합형이 많은 것이다.

---

39) 비장(脾臟) 또는 지라는 복강 왼쪽 뒷부분의 횡격막 바로 밑에 있는, 무게 약 100g 정도의 기관으로, 복강 동맥의 가지가 유입되어 비장에서 나오는 정맥은 문맥을 형성하여 지라로 들어간다. 여기서는 주로 적혈구를 파괴 처리 작용이 행해지는데, 림프구가 새로 만들어지기도 한다.

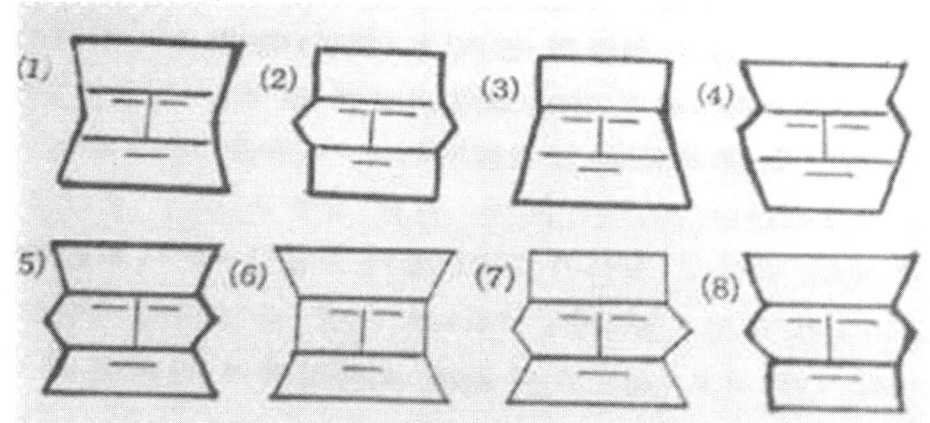

혼합형 체모

위의 그림은 이 혼합형의 약간을 표시하는 것이다. (1)은 뇌형과 소화형의 혼합 (2)는 근육형과 호흡형 (3)은 근육형과 소화형 (4)는 뇌형과 호흡형 (5)는 뇌형과 호흡형과 소화형 (8)은 뇌형과 호흡형과 근육형의 각각의 혼합형인 것이다.

이들의 체모를 자세히 연구할 때 그것은 실로 인류 문화 발달 역사의 자취를 더듬어 볼 수 있는 것이다. 즉, (1) 미개(未開)의 산악 지대에 살면, 신선한 공기 때문에 호흡기가 제1로 발달하여 이른바 호흡형의 얼굴 모습을 나타내고, (2) 그 주민이 산악 지대로부터 내려와서 도회지 또는 평야로 이주하여 음식물이 흔하게 되면 소화기가 잘 발달하여 턱뼈가 부픈 소화형으로 되고, (3) 소화형에 있어서 영양이 충분히 공급되고 운동을 하게 되니까 신체 각부가 충분히 발달하면 근육형으로 되고, (4) 다시 문화가 높게 발달하면 머리를 쓰는 일이 많아지고 이것이 현저히 발달하여 앞이마가 큰 뇌형으로 되는 것이다.

호흡형에 속하는 사람은 늘 인후를 앓으며 자세가 나빠서 앞으로 굽어지게 되어 호흡기병에 걸리는 사람이 많다. 심성은 고요하고 담백하여 포용성이 많은 성질이다. 소화형은 평상 시 설사가 되기 쉽다. 항상 다식(多食)이므로 기회가 있으면 마구 먹고도 탈 없는 사람들이나 소화기의 과로 때문에 소화기병에 걸리기 쉽게 된다.

근육형에 속하는 사람은 늘 여기저기가 아프며 관절, 근육의 류머티즘이나 신경통이 되기 쉽다. 이 종류의 사람은 운동이 부족되기 쉬워서 각처의 근육이나 관절에 동통을 일으키며 요통을 호소하는 사람이 많은 것 같다. 뇌형인 사람은 머리를 많이 사용하지 않을 때에 두통을 호소하는 사람들이다. 두뇌는 발달되어 있는데 이것을 사용하지 않으면 머릿속이 울혈(鬱血)이 되어서 시종 머리가 무거운 것이다.

혼합형인 사람은 이것들을 혼합한 증상을 나타내기 쉬운 것은 말한 필요도 없을 것이다. 결국 장점이 또 단점으로도 되는 것은, 다만 인간의 건강상에서만이 아니라 처세상(處世上)에서도 또 크게는 국가의 흥망상에서도 나타나는 일이다.

「모사(謀士)가 술책에 넘어간다.」, 「쥔나무에 맞는다.」라는 것은 흔한 이야기되는 일이다. 사사키의 검은 그 검 때문에 미야모토에게 큐슈에서 토벌되었다. 무로 일어난 나라는 무로 망하고 있다. 본받을 전례는 먼 것이 아니다.

우리들은 이 처세상의 귀감을 마음에 새겨야 할 것이다. 사사키는 검에 있어서만 뛰어나 있었으므로 이것은 산과잉증 이른바 아시도시스이다. 그러므로 항상 안정감이 없고 칼만을 믿고 사람을 쳤다. 이에 반하여 미야모토의 검은 그의 학문에 의해 중화되고 있다. 중화되었으므로 미야모토에게 칼이 없는 것이 아니다.

충분한 검의 기술이 있고 그것을 학문에 의해 제어하고 있는 것이며, 학문은 이 경우에 알칼리이다. 그러므로 미야모토의 중화는 수레의 두 바퀴와 같다고 하는데, 문이 없는 무나, 무가 없는 문은 어느 것이고 올바른 것은 아니며 국가도 같은 것이다.

28. 고장 발생의 역학적 해설

장점이 늘 단점이 된다는 것을 사람의 건강에 대하여 미루어 보면 발의 고장 때문에 그 곳에 힘을 받을 때마다 전에 말한 순서를 거쳐서 몸 전체에 전달되는 것이다. 그 도중에 특히 강한 부위나 약한 부위는 그곳에 고장이 집중되어 병이 되는 것이다. 예를 들면 오른발이 나쁜 사람이 폐가 약하다고 하면, 이 사람은 왼쪽 아랫가슴과 오른쪽 윗가슴에 힘의 영향을 받는다. 그런데 오른쪽 윗가슴 부위와 왼쪽 아랫가슴 부위가 평등하다는 것은 드문 일이며 폐의 구조면에서 오른쪽 윗가슴 부위의 폐가 약해지기 쉽다. 또 오른쪽 윗가슴과 왼쪽 아랫가슴이 거의 같은 상태로 약할 때는 이곳에 대체로 동시에 고장이 일어 날 수 있다. 그러나 이런 일은 드물 것이다.

오른쪽 윗가슴이 약하다고 하면 폐가 받는 응력(應力)은 오른쪽 윗가슴 부위에 집중되어 그 중에서도 가장 역한 조직이 긴장되게 된다.

그리고 만일 그 사람이 비타민C가 부족되어 있고 그 위에 설탕을 좋아한다면 조직은 취약하게 되어 이 긴장을 이겨낼 수 없으므로 그 곳에 균열이 일어난다. 또 설탕을 좋아하는 사람은 글로뮤가 소실 연화 또는 위축되어 있으므로 혈액순환의 조절 가능이 제대로 안 되고 있다. 따라서 혈류의 충격 때문에 그 부위에 모세혈관이 파열되고 피하출혈이 생기게 된다. 그 고장이 균열이든 피하출혈이든, 그 부위에 혈액이 괴이게 되므로 그 곳에 세균의 발판이 마련되는 것이다. 여기서 발의 고장이 심신 조직에 어떤 영향을 미치는가 하는 것을 예를 들어 알기 쉽게 설명하기로 한다.

우측의 그림에 표시되는 것 같은 직사각형 ABCD가 받침대 A 및 D의 위에 수평으로 실려 있다고 하자. 이 경우에 이 직사각형은 변 ABCD의 골조와 그 둘러싸는 면으로서 바른 형체를 유지하고 있는 것이다.

지금 이 직사각형의 발, 예를 들어 D가 수평의 위치에서 아래로 내려졌다고 하자. 그래서 그대로 기울어지면 그림에서

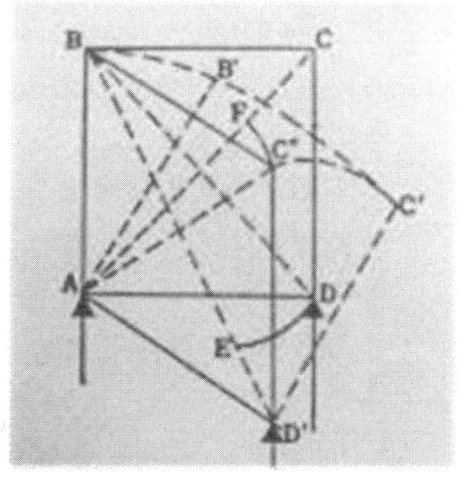

발의 고장이 심신 조직에 미치는 영향

AB´C´D´의 위치가 된다. 그러나 인체는 이렇게 기울어진 자세로는 생활할 수 없으므로 반드시 전신의 근육 신경을 동원하여 직립하는 자세를 취하지 않으면 안 된다. 이것을 그림에서 ABC″D´이다. 이렇게 되면 처음에 작사각형 ABCD이던 것이 비뚤어져 ABC″D´라는 평행사변형이 된다.

그렇게 되면 내부조직 ABCD도 비뚤어져서 ABC″D´로 되므로 그 조직 내에는 당기는 힘이나 누르는 힘이 여분으로 작용하게 된다. 즉 ABCD의 대가선 BD는 BD´로 늘어나고 AC는 AC″로 된다. 이렇게 하여 한쪽은 당겨져서 늘어나고 한쪽은 눌려져서 줄어들게 되는데 이야기를 쉽게 하기 위해 당겨지는 편만 들어서 추론을 계속하기로 한다.

예를 들면 폐는 늑막간의 진공 때문에 외기의 압력으로 흉강(胸腔)내에 가득 넓여져 있다. 폐를 공기 중에 떼어 내면 바로 수축하여 적은 용적밖에 안 된다. 여러분이 닭을 요리할 때 흉강 내에는 공기주머니 붉은 핏빛으로 해면상의 작은 장기가 있다. 그것이 닭의 폐장이며 살아 있을 때는 닭의 흉강에 가득히 퍼져 있던 것이다. 따라서 발의 고장 때문에 흉강이 비뚤어지면 당연히 이 폐장의 조직에도 영향이 온다는 것을 상상할 수 있을 것이다.

만일에 폐의 조직이 비타민C의 부족이나 생야채의 과소로 취약하게 되어 있다고 하면, 이 변의 때문에 극히 작은 균열이 생긴다는 것도 상상할 수 있다. 또 설탕의 과잉은 모세혈관의 벽을 무르게 하고, 글로뮤를 없애고 연하게 하고 또는 위축시킨다. 이렇게 되면 모세혈관은 극도로 터지기 쉽게 된다.

설탕을 대단히 좋아하는 사람이 무엇에 부딪치든가 비틀리게 되든가 하면 곧 검정멍이 들게 될 것이다. 이것은 모세혈관이 무르고 글로뮤가 없기 때문에 쉽게 피하출혈을 하게 되는 것이다. 결국 이런 상태에서는 폐의 조직에 작은 상처가 생기고 출혈이 되기 쉬운 것이다.

29. 유수불부[40]

한 번 울혈이 되면 그 곳에 피가 괴므로 세균의 번식을 보게 되는 것이다. 자화자(子華子) 하권에도 유수가 썩지 않는 것은 흘러가기 때문이다. 혈액이 완전히 순환하고 있으면 거기에는 병원균이 번식하는 일은 없다.

모세혈관이 터져서 혈액이 그 밖으로 나오기 때문에 혈액의 덩어리가 생겨서 그 곳에 세균이 들끓는다. 마치 장구벌레가 괴인 물에서는 들 끓는 것처럼 장구벌레는 흐르는 물에서는 생기지 않는다. 또 흐르는 물에는 세균이 번식하지 않으므로 물이 썩는 일도 없다. 결국 정체되면 세균이 번식한다.

그리고 그곳에 어떤 종류의 세균이 번식하는가? 심신의 여러 가지 조건에 따라서 번식하는 세균의 종류가 결정되는 것이다. 시험 삼아 수소이온 농도지수 PH에 의하여 보면, 그곳에 번식하는 세균의 종류가 다르게 된다.

병원균이 좋아하는 PH의 정도는 예를 들면 폐렴 쌍구균의 생존 범위는 PH7.0 ~ 8.3이고 그것이 가장 활동하는 PH는 7.75 ~ 8.0의 범위이다. 결핵균은 5.1 ~ 8.45의 범위가 생존범위이고 최적 활동범위는 6.8 ~ 7.25의 범위인 것이다.

병원균의 활동은 다만 PH만 맞으면 되는 것은 아니고 그 밖의 영양성 조건도 이에 알맞아야 한다. 그 정도는 균에 따라 각각 다르므로 인공배양기도 다른 것이 준비되지 않으면 안 된다. 따라서 지금 피하출혈에 의해 혈액이 괴인 경우라도 그 생긴 **체액의 PH 및 영양 환경에 의해 그 곳에 가장 적합한 균이 번식하고 또 활동**하는 것이다.

그러므로 같은 폐장 내 출혈의 경우에도 그 사람의 체질에 따라 혹은 결핵균이 번식하여 폐결핵이 되고 혹은 폐렴균이 번식하여 폐렴을 앓게 된다. 또 때에 따라서는 인플루엔자균이 증식하여 인플루엔자 증상을 나타내기도 하는 것이다.

그러므로 똑 같은 발의 고장도 때로는 폐결핵이 되고 때로는 폐렴, 혹은 인플루엔자

---

[40] 유수불부(流水不腐) ; 흐르는 물을 썩지 않는다.

가 되는 것이다. 그것은 하나로 그 사람의 체질에 달려 있는 것이며 어느 것이나 자기가 좋아하는 환경을 만난 것이 번식하여 거기에 상응하는 병을 일으키는 것이다.

30. 발은 건강의 기본

앞에서 언급한 이들의 세균은 물론 외부로부터 오는 것이 있지만, 또 각자는 그 두개(頭蓋)내에 두 세 가지 종류의 병원균을 갖고 있다는 것은 푸우세프가 그의 저서 『뇌종양의 임상과 치료』에서 기술하고 있는 바이다. 이런 경우에도 피하출혈만 없으면 (**피하출혈은 주로 비타민C의 결핍**이므로 그 결핍만 없으면) 이들의 병에는 걸리지 않게 되는 것이다.

앞의 예는 폐에 관한 것이었는데, 예를 들어 소화형의 사람을 문제 삼으면, 이 형의 사람은 소화기가 튼튼하고 무엇이든지 얼마든지 소화도 한다. 그래서 그대로 폭음폭식이 되니까 이 때문에 필연적으로 위장에 장해가 생긴다. 즉, 처음에는 소화기가 다른 부분보다 뛰어나게 강했던 것인데 이것이 혹사되어 장해가 일어난 것이다.

일단 장해를 일으키면 전술한 바와 같이 이 부분에 변의의 힘이 집중되므로 끝내 위장병을 일으키게 된다. **튼튼한 곳이 병의 기초가 된다는 것은 얼핏 보기에 기이하게 느껴지지만 그 이치는 튼튼한 데에 기대고 혹사하기 때문이다.** 옛말에 「쥔나무에 맞는다」라고 하는데 갖고 태어난 튼튼한 위장이 도리어 해가 되어 위장병에 걸린다는 것이다. 이상은 다만 폐와 위장에 관한 것이지만 기타 **어떤 부위에 있어서도 그 곳에 고장이 생기면 거기에 가장 호적(好適)한 환경을 얻은 병원균이 그 균 특유의 질병을 일으키는 것** 이다. 위의 예는 세균을 병원(病原)으로 하는 질병에 대한 해설인데, 세균을 발견하지 못한 것도 있고, 또 세균이나 바이러스를 병원으로 하지 않는 것도 많이 있다. 그러나 이들의 병에 대해서도 같이 논구(論究)할 수가 있는 것이다.

나는 흉부의 X-ray사진에 음영이 있으니까 폐렴윤(肺炎潤)이라든가 공동(空洞)이 있다든가, 절대 안정이다, 기흉이다, 흉곽성형술이다 하는 등, 여러 가지로 소란을 피우는 것은 잘못이라고 생각 한다.

예를 들어 건축물에도 그 건립 방식에 따라서 조금 정도는 금이 간다든가, 단단히 안 붙었다는가 하는 점이 있을 것이다. **그러나 그것으로 증상을 일으키지만 않고 있으면 아직 충분한 힘이 있는 것이므로 그 일상(日常)의 활동을 멈출 필요는 없는 것이다.**

어떤 건축 기사든 돋보기로 벽의 균열을 발견하고 금새 건물이 넘어지는 것처럼 소란을 떠는 사람은 없다. 그대로 사용하여 조금도 지장이 없다. 그러나 그것이 점점 또 급히 커진다면 그 때는 토대를 수리하지 않으면 안 된다.

인간도 발의 고장 때문에 폐에 약간의 상처가 생기는 일이 있을 것이다. 그러나 그것이 신체 방어 기구의 범위라면, 즉 건강을 유지하는 범위라면, 단적으로 말해 자각증상이 없다면 그것은 그대로 사용해도 지장이 없다.

그리고 그 상처가 커지는 것을 막기 위해 그리고 그것을 근본적으로 치유하기 위해 발을 고치는 일이 필요하다. 이것이 무엇보다도 바른 폐결핵 요법이라고 할 수 있을 것이다. 그렇게 되면 폐의 변의가 없어지게 되므로 폐는 정상을 회복할 수 있다.

단순한 발의 고장 그것은 지금은 「모르톤씨 증후군」이라고 불리지만, 전술한 것처럼 **그 사람의 체모, 체질, 직업, 환경 및 생활에 의해 갖가지 질병으로 발전해 가는 것**이며 참으로 「**발은 만병의 기초**」라고 하는 잠언에 어긋나지 않는 것이다.

그리고 발을 고치는 일이 가능하기만 하면 즉, 의학에서 **발을 정상으로 만드는 방법이 있기만 하면 만병을 예방할 수도 치료할 수도 있는 것이다.** 현재 일본에서 큰 문제로 되어 있는 폐결핵 같은 것도 발에 착안하지 않는다면 어떤 것을 해도 그것은 소용이 없을 것이다. **발을 고칠 수 있는 의학, 그것은 니시의학 외에는 없다.**

[부록]
1. 발의 고장의 진단 방법[41]

니시식 건강법은 병자 상태의 건강법은 아니고, 인류를 병고로부터 구하는 국민을 위한 건강법이어야 할 터이다. 보통 일반의 대중에게는 니시식의 가장 중요 포인트 즉 인체의 기초는 좌우의 발과 다리가 맞지 않는 것을 바르게 하는 교정법과, 언제나 어디서나 간단히 실행 될 수 있는 발과 다리의 강화법에 특히 중점을 두고 선전 지도 되어야 할 것이라고 생각 된다.

그렇다면 우선 발과 다리의 고장의 진단방법과 고장과 모든 증상에 관해 살펴보기로 한다.

1. 오른쪽 발과 다리에 고장이 있는 경우(오른발이 길다)

가. 얼굴색이 거무티티 하든가 나쁘다.
나. 콧날이 오른쪽으로 굽어 있다.
다. 눈썹 사이의 오른 눈썹 가까이에 세로의 주름이 생긴다.
라. 오른쪽 어금니로 음식물을 씹는다.
마. 서든가 앉는 자세에서 머리를 오른쪽으로 기울인다.
바. 의자에 걸터앉으면 오른다리를 왼쪽 무릎 위에 올려서 교차시키는 버릇이 있다.
사. 반드시 누울 때 곧 발을 교차시키는가, 오른쪽 무릎을 굽히고 자는 버릇이 있다.
　또 펴고 있는 경우 오른쪽 바깥 방향으로 더 잘 넘어진다.
아. 얼굴을 왼쪽으로 돌리고 잔다.
자. 농후(濃厚) 식품을 즐긴다.
차. 식욕, 성욕 모두 왕성하다.

---
41) 부록의 필자 魚谷德

2. 왼쪽 발과 다리에 고장이 있는 경우(왼발이 길다)

가. 얼굴색이 너무 좋든가, 붉으스레한 얼굴
나. 콧날이 왼쪽으로 굽어 있다.
다. 눈썹 사이의 왼쪽 눈썹 가까이에 세로의 주름이 생긴다. (눈썹사이의 세로의 주름이 3개 이상 있는 것은 심장의 고장을 가리키고, 한가운데에 있는 것은 정(精)이 강한 자)
라. 왼쪽 어금니로 음식물을 씹는다.
마. 선 또는 앉은 자세에서 머리를 왼쪽으로 기울인다.
바. 반듯이 누울 때 발을 교차시키든가 왼쪽 무릎을 굽히고 자는 버릇이 있다. 또 펴고 있는 경우 왼쪽 바깥 방향으로 더 잘 넘어진다.
사. 의자에 걸터앉으면 왼다리를 오른쪽 무릎 위에 굽히고 자는 버릇이 있다.
아. 얼굴을 오른쪽으로 돌리고 잔다.
자. 담백한 식품을 좋아한다.
차. 식욕, 성욕 모두 감퇴되어 있다.

만병을 예방하고 **무병장수의 비결은** 다음의 두 가지를 명심해야 한다.

1. **양 발과 다리의 길이를 같게 한다.** 인류의 약 9할은 좌우 어느 쪽 발에 이상이 있다. 양 발과 다리의 길이가 같게 되면 체중의 역학적 충격이 균등해져 각종 건강 이상이 자연히 해소 된다. 척추의 부정제(不整齊)나 신경의 부조화도 없게 되고 따라서 자세로 바르게 된다.

2. **양 발과 다리를 유연하고 강하게 한다.** 그렇게 하면 내장의 제기관의 기능도 활발하게 되고 혈액 순환도, 체액의 산염기(酸塩基)도 평형을 유지하고 따라서 변비도 해소 된다.

2. 발과 다리의 이상과 전신병과의 관계

1. 오른 발에 고장이 있는 경우

오른발에 고장이 일어나면, 본능적으로 왼발로 오른쪽 발을 감싸기 때문에 왼쪽 발목, 왼쪽 넓적다리(股) 관절, 왼쪽 허리 부위에 여분의 체중이 걸려서 역학적으로 왼쪽 발과 다리가 항상 압박을 받게 되어 짧아지고 오른발이 길어진다.
이것이 상체에 나쁜 영향을 파급하여 호흡기계, 순환기계의 모든 질병에 걸리기 쉽다.

가. 오른쪽 발끝 모르톤씨병 - 지골(趾骨) 특히 소지(小指)로부터 2번째 또는 3번째의 발가락이 붙은 관절이 압박되어 경직 또는 부탈구가 되어 염증을 일으킨다. 꼭 누르면 통증을 호소한다.

나. 왼쪽 발목 소오렐씨병 - 발관절이 압박되고 또는 위치가 이전하여 염증을 일으킨다. 모르톤씨병도 소오렐씨병도 세게 굴신하면 소리가 나고 압박이 풀린다.

다. 오른쪽 무릎 파워씨 현상 - 무릎 관절이 압박되어 위치 이전 또는 대퇴골 끝에 파열이 생기고 염증을 일으킨다. 심하게 되면 물이 괴인다. 대퇴골 하부, 무릎 위를 양쪽에서 꾹 눌러 압박하면 통증을 호소한다.

라. 왼쪽 아랫배 부위 렌씨 징후 - 왼쪽 넓적다리 관절 부탈구 또는 위치 이전, 왼쪽 아랫배 변비, 탈장(탈장이 일어나기 전에는 급히 오른쪽 종지뼈[42])(膝皿) 위가 아프게 된다. 왼쪽 요통, 오른쪽 허리를 삐끗하고 다침. 추간판 헤르니아 등

마. 오른쪽 윗배 민코우스키씨 징후 - 오른쪽 윗배 부위 변비, 간장병, 오른쪽 신장병 등

---

42) 종지뼈 ; 무릎 앞 한가운데에 있는 종지 모양의 오목한 뼈. 슬개건(膝蓋腱) 안에 있으며, 뒤쪽은 전체가 연골성 관절면이 됨. 슬개골(膝蓋骨). 슬명(膝皿). 슬골

바. 왼쪽 아랫가슴 부위 - 심장병, 심장 발작, 심부전, 심근경색, 심장 신경증, 협심증, 심장판막증, 부정맥, 호흡곤란, 왼쪽 늑간신경통 등
사. 오른쪽 윗가슴 부위 - 오른쪽 가슴 질환, 폐염, 기관지염, 천식, 왼쪽 견비통
아. 왼쪽 어깨 부위 - 왼쪽 견응(肩凝), 왼쪽 발의 통증, 손가락 저림, 왼쪽 오십견[43] 등
자. 오른쪽 목 부위 - 오른쪽 목 통증, 오른쪽 인후통, 오른쪽 편도선염 등
차. 왼쪽 머리 부위 - 알레르기성 비염, 충치, 치통 등 이(齒)의 질환은 오른쪽 하악골 어금니에 파급함. 왼쪽 귀 이명, 왼쪽 눈 통증, 왼쪽 안정(眼精)피로, 왼쪽 눈 흑내장, 왼쪽 편두통 등
카. 기타 - 원인 불명의 발열, 이상 발한, 냉증 피로가 심한 체질 등

2. 왼발에 고장이 있을 경우

왼발에 고장이 일어나면 본능적으로 오른발로 왼발을 감싸기 때문에 오른쪽 발목, 오른쪽 넓적다리 관절, 오른쪽 허리에 여분의 체중이 걸리고, 역학적으로 오른쪽 발과 다리가 항상 압박을 받아서 짧게 되고 왼발이 길어진다. 이것이 상체에 나쁜 영향을 파급하여 소화기계, 부인과계, 비뇨기계의 여러 질병에 걸리기 쉽게 된다.

가. 왼쪽 발끝 모르톤씨병 - 지골(趾骨) 특히 소지에서 2번째 또는 3번째 발가락의 부착 부위의 관절이 압박되고 또는 위치가 이동되어 염증을 일으킨다.
나. 오른쪽 발목 소오렐씨병 - 발 관절이 압박되고 또는 위치가 이전하여 염증을 일으킨다. 발목이 삐기 쉽다.
다. 왼쪽 무릎 파워씨 현상 - 왼쪽 무릎 관절이 압박되고 또는 위치가 이전, 대퇴골 끝이 비타민C의 결핍으로 파열이 되고 염증을 일으킨다. 심해지면 물이 괴인다. 왼발의 동통 등

---

[43] 이것은 쇄골의 끝이 처져서 일어나는 것으로 항상 아래로 하고 자는 쪽의 어깨에 반드시 온다.

라. 오른쪽 아랫배 맥크바아네씨 압통점 - 오른쪽 넓적다리 관절 부탁구 또는 위치 이전. 오른쪽 아랫배의 변비, 치(痔), 설사, 빈뇨, 유뇨감, 방광염, 섭호선 비대, 오른쪽 요통, 삐끗하고 왼쪽 허리 다침, 추간판 헤르니아, 맹장염(급성 맹장이 일어나기 전에는 급히 왼쪽 종지뼈가 아프다.), 입덧, 생리통, 생리불순, 불임증, 난소낭종(囊腫), 자궁근종, 장염전 등

마. 왼쪽 윗배 브라이트씨병 - 왼쪽 윗배 부위 변비, 왼쪽 신장병, 비종(脾腫), 위의 불쾌감, 토기(吐氣), 위경련, 위궤양, 십이지장궤양

바. 오른쪽 아랫가슴 부위 - 오른쪽 늑간신경통, 간장통, 담석 등

사. 왼쪽 윗가슴 부위 - 왼쪽 가슴 질환, 왼쪽 등 동통(左脊痛), 견비통

아. 오른쪽 어깨 부위 - 오른쪽 견응, 오른쪽 오십견, 오른쪽 팔 통증, 손가락 저림 등

자. 왼쪽 복(腹) 부위 - 왼쪽 목 통증, 왼쪽 인후통, 왼쪽 편도선염 등

차. 오른쪽 머리 부위 - 알레르기성 비염, 충치, 치통 등. 치(齒) 질환은 왼쪽 하악골 어금니로부터 오른쪽 상악골 어금니로 파급된다. 오른쪽 이명, 오른쪽 눈의 통증, 오른쪽 안정피로, 오른쪽 흑내장, 오른쪽 편두통 등

카. 기타 - 원인 불명의 복통, 멀리, 불면증, 탈수 증상, 동상, 부종, 손가락 트기, 티눈, 못, 여드름, 딸국질, 백혈구 증가 등

3. 좌우 양 발에 고장이 있을 경우

고혈압, 저혈압, 뇌일혈, 반시불수, 노이로제, 스트레스, 자율신경실조증 등의 신경장해, 히스테리, 전간, 치아노제(청색증44)), 부종, 신장병, 당뇨병, 각종 암종(癌腫) 등

---

44) 오염된 물속에 포함된 질산염(NO3)이 혈액 속의 헤모글로빈과 결합해 산소 공급을 어렵게 해서 나타나는 질병. 피부와 점막이 푸른색을 띠는 것으로 해당 부위의 작은 혈관에 환원혈색조가 증가하거나 산소포화도가 떨어져서 나타나는데, 산소 부족으로 인해 온몸이 파랗게 되는 증상이

4. 어린이에서 성인까지 좌우의 발과 다리의 불균형

피로하기 쉬운 체질, 근기가 없는 체질, 마음이 들뜨는 체질, 집중력이 없는 체질, 음울한 성격, 선병질, 허약체질, 편식, 식욕이 없는 사람들 등의 여러 증상이 나타나게 되는 것이다.

이상과 같이 발과 다리의 고장이 상체에 미치는 나쁜 영향은 미루어 헤아릴 수 없는 바가 있다. 그렇지만 우리들은 고도성장을 이룬 현대 사회 속에서 살아 나가기 위해 발마다 마음과 몸이 함께 환경, 기거생활, 식생활, 직업 등, 모든 폭력, 위협과 싸우면서 문화생활을 계속하지 않으면 안 된다.

이같이 발과 다리의 고장은 어떻게 하더라도 피하기 어려운 상황이다. 그러나 상류 사회에 사는 사람들, 돈과 여가가 있고 육체적으로 그다지 무리를 하지 않는 사람들에게는 발과 다리의 고장도 적고 어지간히 스포츠에 열중하든가 폭음폭식을 하지 않는 한 니시식 생활만큼 이상적인 건강법은 없을 것이다.

이에 반해 낮에는 거의 집에 있지 않고 일에 쫓기며 극도로 다망(多忙)한 사람들 연일 육체노동을 강제 당하고 있는 사람들에게는 아무리 니시식에 여러 요법이 있어도 이것을 전부 실행하는 것은 거의 불가능한 일이라고 말하지 않을 수 없다.

가령 아침저녁으로 열심히 니시식 생활을 대충 실천했다고 해도 시간적으로는 기껏 2시간 정도이며 나머지 22시간은 나쁘게 하는 편으로 돌아 있는 시간이다. 특히 육체 노동자는 에너지 소모도 심하기 때문에 자칫하면 폭음폭식이 되기 쉽고 과로 때문에 자세가 무너진다.

특히 취침 중에 옆으로 눕는 자세(오른발에 고장이 있는 자는 왼쪽을 아래로 하고 왼발에 고장이 있는 자는 오른쪽을 아래로 하고 잔다)는 가령 매일 평상, 경침을 이용하고 있어도 도리어 골격을 비뚤어지게 할 방아쇠가 되어 안 된 일이지만 니시식 생활 중 가장 마이너스로 작용하는 시간이라고 할 수 있을 것이다.

나타난다. 성인에게는 발병하지 않으며 태어난지 백일 이전의 갓난아기에게서 주로 나타난다.

그래서 나는 이들에게 가옥의 내외에서 일할 때 언제 어디서든지 간단히 발과 다리의 고장을 예방 또는 치유로 인도하며 피로를 회복하고 식욕을 증진하고 유연하면서도 강인하게 하는 운동법을 제안하고자 한다.
이 방법은 단순히 무릎을 굴신시키기만 하는 운동이다.

① 우선 벽 또는 이와 비슷한 물체의 앞에 서서 일단 무릎을 깊이 굴신해 보고 무릎이 닿지 않을 정도의 간격을 두고 마주 선다. 그리고 양 발을 모으고 엄지가 떨어지지 않도록 하고 뒤꿈치를 30도 벌린다.
② 엉덩이를 뒤쪽으로 배는 앞쪽으로 내민다. 양 어깨는 뒤쪽으로 당겨서 가슴을 펴고 턱을 당겨 붙인다. 양 손의 손가락을 넘어지지 않게끔 대상물에 가볍게 댄다. 이 자세에서 무릎의 굴신 운동을 하는 것이다. 처음에는 약간 굴신시키는 것이 좋다.
③ 점점 익숙해지는 데에 따라서 무릎이 직각으로 되기까지 허리를 떨어뜨린다. 엉덩이를 아래까지 내려서 무릎을 깊이 굴신시키는 것은 가끔 하면 좋다.

이 굴신 운동을 하루에 수 천 번 이상 할 수 있게 되면, 긴 계단도 아무리 높은 산실도 쉽게 오르내릴 수 있다. 식사 전에 이 운동을 수십 번 시행하면 피로가 회복되고 식욕도 증진하게 된다.
단 발과 다리에 고장이 있는 자, 예를 들어 오른발에 고장이 있는 자는 벽 앞에 설 때 왼발은 뒤꿈치를 벌리지 말고 똑바른 위치로 하고, 오른발은 약 10cm를 당겨서 뒤꿈치를 15도 벌린다.
오른발 엄지는 왼발에 붙인 채로 앞에서 설명한 요령으로 하는 것이다. 만일 왼발에 고장이 있는 경우는 반대의 요령으로 하면 좋다. 이 운동은 매일 틈나는 대로 열심히 지속적으로 하는 것이 중요하다.
그리고 취침할 경우에는 (경침, 평상사용은 물론이고) 양발을 모으고(발 사이에는 아무 것도 끼워서는 안 된다), 종지뼈(膝蓋骨, 슬개골) 위와 종지뼈 아래와 발목과의 3

개소를 8cm 내외 폭의 띠로 단단히 묶고 자는 것이다.

처음에는 아파서 잠도 잘 안 올 것으로 생각되나 익숙하게 되면 하룻밤 내내 묶고 자도 별다른 고통이 없게 되며 깊은 잠에 들게 된다. 아프더라도 그것은 발과 다리에 고장이 있기 때문이며, 원래의 건강한 다리로 돌이키기 위한 증상으로 생각하여, 이 아픔에 맞서 나간다는 생각으로 열심히 실행하는 것이 좋다.

이 두 가지만이라도 니시식 생활에 받아들여 실행하면 더욱 효과가 좋아져서 요컨대 금상첨화격이 될 것이다.

처음부터 세 곳을 묶지 말고 우선 종지뼈 위만을 묶고 자고, 여기에 익숙해지면 다음에는 종지뼈 아래와의 두 곳을 묶고 잔다는 식으로 점차로 시행하는 것이 좋다.

띠의 길이는 2회 감고 맬 수 있을 정도로 하고 매는 부분 즉, 띠의 양쪽 끝은 그대로 좋은데, 중간의 다른 부분에는 심(芯)을 넣을 것(심에는 두꺼운 비닐 같은 것을 넷으로 접어서 넣고 꿰매면 좋다)을 추천한다.

이렇게 해서 감으면 배기지 않아 굳게 조여 맬 수가 있기 때문이다[45].

---

45) 註: 저희 니시회에서는 이것을 실행하고 있다.

역자 소개

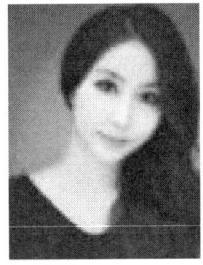

연세대학교 대학원 치과대학
BK21플러스 구강생명 과학단 연구원
대한 해부학회 회원
한국 연구자 협회 회원

한유나

2018 APICA (Asian Pacific International Congress of Anatomists)
- 우수논문발표상 구연부문 수상

2016 Thailand Chulalongkorn Univ. Medical Center Anatomy Laboratory

2016 Japan GALAA(Global Association of Leaders in Aesthetics & Anatomy) Conference

2017 Thailand Bangkok GALAA(Global Association of Leaders in Aesthetics & Anatomy) Conference

2017 Stanford Univ. Medical School
- Dementia and Diversity in Primary Care : South Asian American Populations

2017 John's Hopkins Medical School Seminar
- Dietary recommendations for diabetes patients
- Diabetes review dose OADs
- Anesthesia RSS Enduring Material - Acidosis
- Bloodmanagement programs
- Pain medicine management of lower back
- Neuroradiology
- Financial Statements - Understand and Analyze

2018 Harvard Medical School
- Logistics and Regulatory Requirements in Collaborative Care of Opioid UseDisorder
- Patient Assessment, screening, and Education for Initiation of Stabilization, Mainten

ance, and Expected Struggles in Treating Opioid Use Disorder
- Managing Pain in Patients on Pharmacotherapy For Opioid Use Disorder
- Treatment of Opiois Use Disorder in Perinatal Patient
- Effective communication with Patients who maybe misusing opioids or other medication
- Special Populations with Opioid Use Disorder and Related Issues

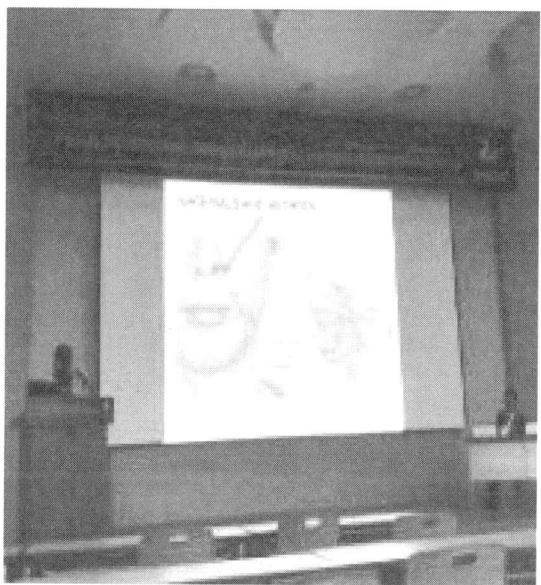 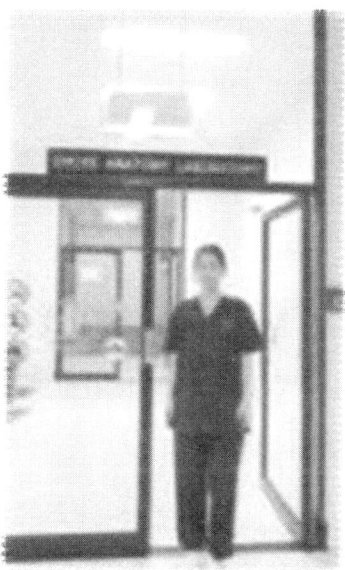

◎ 약에 의존하지 않고 내 몸을 지키는 니시의학 도서

『니시건강법은 기적의 건강법으로 인기를 모으고, 현재 우리나라에서도 많은 암환자를 비롯해 건강을 회복하려는 사람들에게 희망을 주고 있다. 초기에 의사들의 부정적 견해에 직면했으나 많은 사람들이 효과를 보았으며 현재 일본이 최장수국이 된 이유 중 하나가 바로 니시건강법이라고 한다.』

아트하우스 발간 - 씬디의 니시의학/ 피부편, 실천편, 기본편

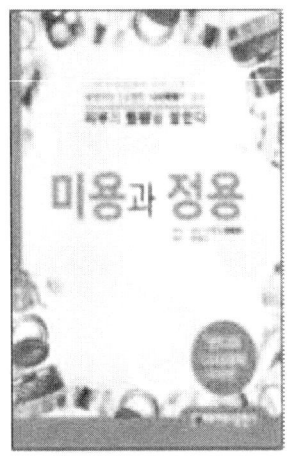

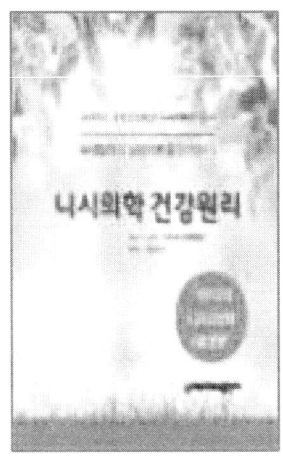

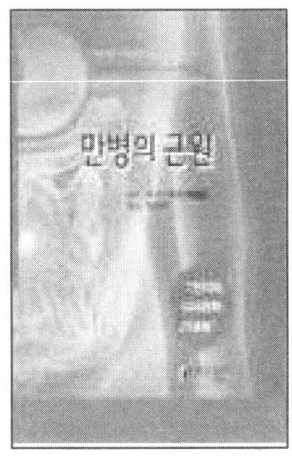

미용과 정용

씬디의 니시의학/ 피부편 | 266쪽 | 값 20,000원

참된 아름다움, 싱싱하고 윤기 있는 아름다움의 비밀!

본서는 참된 미는 심신이 일치된 건강미에 있음을 알리고, 니시건강법의 요체인 사대원칙 첫째에 해당하는 피부에 대한 니시 가쯔조 선생의 통찰과 지혜, 진정한 아름다움을 추구하는 서식건강생활(西式健剛生活)의 진수를 담았다.

니시의학 건강원리

씬디의 니시의학/ 실천편 | 310쪽 | 값 25,000원

약에 의존하지 않고 내 몸을 지키는 기적의 건강법!

본서는 니시의학의 진수이자 핵심인 6대법칙을 구체적으로 다루고 실천각론에서는 많은 난치병 환자를 치유하여 기적의 자연건강법이라고 알려진 각종 건강비법을 상세히 수록하였다.
니시 건강법은 현재 우리나라에서도 많은 의료기관에서 암환자를 비롯해 건강을 회복하려는 사람들의 치유를 돕고, 효과적인 건강법으로 인정받고 있다.

만병의 근원

씬디의 니시의학/ 기본편 | 213쪽 | 값 18,000원

심신건강의 기본과 만병의 근원은 장의 청결에 있다!

본서는 배의 건강과 장(腸)의 청결이야말로 건강을 확보하는 첫째의 목표라는 점을 강조한다.
만성변비는 비단 순환장애, 호흡기 장해, 구강 장해 뿐 아니라 정신에 까지 심각한 폐해를 입힌다는 것을 근거를 들어 설명한다. 또한 만병의 근원을 만드는 숙변의 제 원인과 그 예방을 다루고 하제의 위험성을 알리고 있다.